新生儿常见疾病诊疗学

王娇 著

U0364564

中国纺织出版社有限公司 | 国家一级出版社
全国百佳图书出版单位

内容提要

本书共分5章，阐述了早产儿和新生儿营养管理、循环系统疾病、神经系统疾病、消化系统疾病和呼吸系统疾病的诊断与治疗方案。既有理论又有具体临床实践、普及与提高相结合，实用性突出，书中详细介绍了近年来国内外新生儿学领域大量临床治疗经验、新知识、新理论以及新生儿学科的发展趋势，反映了最新国际水平、研究进展和特色。适于儿科医师、产科医师及新生儿、围生领域的科研人员阅读参考。

图书在版编目（CIP）数据

新生儿常见疾病诊疗学 / 王娇著.--北京：中国纺织出版社有限公司，2019.10

ISBN 978-7-5180-6537-0

Ⅰ.①新… Ⅱ.①王… Ⅲ.①新生儿疾病—常见病—诊疗 Ⅳ.①R722.1

中国版本图书馆CIP数据核字（2019）第174312号

责任编辑：魏 萌　　责任校对：高 涵　　责任印制：王艳丽

中国纺织出版社有限公司出版发行
地址：北京市朝阳区百子湾东里 A407号楼　邮政编码：100124
销售电话：010 - 87155894 传真：010 - 87155801
http://www.c-textilep.com
官方微博http://weibo.com/2119887771
北京虎彩文化传播有限公司印刷 各地新华书店经销
2019年10月第1版第1次印刷
开本：787×1092 1/16 印张：9
字数：210千字 定价：36.80元

凡购本书，如有缺页、倒页、脱页，由本社图书营销中心调换

前　言

新生儿期是胎儿的延续，与胎儿和孕母关系密切，因此，新生儿学又是围产医学的重要组成部分。新生儿各组织器官及其功能尚未发育成熟，而病情变化又非常快，病死率极高，是最难处理的阶段，要求从事新生儿专业的医务工学工作者具有丰富的业务知识，精湛的诊疗技术和扎实的专业基础，以降低我国围产儿和新生儿病死率。

鉴于以上认识，编写了《新生儿疾病诊疗》一书，目的是使从事相关工作的医务人员熟悉新生儿生理、病理特点，建立起以预防为主的观点，全面系统地掌握各种常见病症的临床特点和治疗原则，从而给予正确的治疗措施。

本书共5章，主要包括营养管理、循环系统疾病、神经系统疾病、消化系统疾病和呼吸系统疾病的诊断与治疗方案。本书内容丰富，文字精练，层次分明，浅显易懂，是从事儿科临床医学的实用参考书。

作者 王娇

2019年8月

作者简介

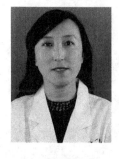

王娇，佳木斯大学附属第一医院儿内一科副主任医师，2003年毕业于佳木斯大学临床医学，同年入佳木斯大学研究生院学习，2006年毕业入佳木斯大学附属第一医院儿一科工作至今。在新生儿窒息复苏抢救及其他危重症治疗有自己独到见解。

2001年在哈医大一院新生儿重症监护室进修学习半年，同年在哈尔滨儿童医院ICU学习一月，在南京儿童医院重症监护病房参观学习一周，于2016年在中国医科大学附属第一医院新生儿重症监护室参观学习一周，前后抢救新生儿呼吸窘迫综合征，新生儿肺出血，新生儿坏死性小肠炎，双胎输血综合症，新生儿溶血病，糖尿病酮症酸中毒昏迷，肾病综合征合并高血压脑病等等危重患儿，赢得了三江地区患儿家长的信任与好评。

教学科研并行，主持省卫生厅立项一项已结题，参与省卫生厅及教育厅立项10项，获得省教学成果一等奖，佳木斯大学教学成果一等奖1项，教学成果三等奖1项，主持大学高等教学改革项目一项，第一作者发表SCI文章一篇，第二作者SCI文章一篇。第一作者国家级文章10篇，获佳木斯大学优秀教师光荣称号。

学术兼职上1：黑龙江省医师协会新生儿专业委员会委员，2：省康复医学会儿科分会委员。

擅长：小儿呼吸系统疾病、肾脏系统疾病，新生儿疾病的诊治。

目　　录

第一章 早产儿和新生儿营养管理

第一节 早产儿的营养需求

尽管早产儿获取最合适营养供应非常关键，但目前针对其明确的营养需求标准尚未建立。目前的肠外和肠内营养指南旨在为相同孕龄的健康婴儿提供营养素来保证生长速率和体重增长，并维持正常的血液和组织营养素浓度。几乎所有在新生儿重症监护（NICU）接受治疗的超低出生体重儿（出生体重＜1000g）都会经历生长受限。从出生后到达足月胎龄之前，早产儿往往无法获得正常胎儿在宫内应有的生长速率。严重的新生儿疾病，不恰当的肠外和肠内营养支持导致能量、蛋白质和矿物质的缺乏加重，造成了早产儿的生长受限。不过，出生后几小时内启动肠外营养支持、几天内启动肠内营养支持的临床实践方案已经开始在降低宫外生长受限中发挥作用。

一、肠外营养

对于早产儿，特别是那些出生体重＜1500g的婴儿，肠外摄入葡萄糖、脂肪和氨基酸是营养支持的重要组成部分。在低体重早产儿中，喂养不耐受是一个常见的问题，其主要原因是胃容量有限、小肠运动减弱以及其他复杂疾病，而这些因素会导致肠内喂养量增长缓慢，延长达到完全肠道喂养的时间。

因此，肠外营养是对肠内营养的必要补充，通过这两种营养途径使得每日摄入量能够满足婴儿的营养需求。必要时，也可以单独通过静脉营养通路长时间维持基本的营养需求。

对于出生体重＞1500g的早产儿和近足月儿（胎龄＞34周），与足月儿相比，这些婴儿需要更多的营养支持，但目前肠外营养方案的相关研究仍然不足。这些早产儿的肠外营养支持应该依据个体情况进行具体分析。另外，任何胎龄的IUGR婴儿均需要特殊的营养支持方案。

液体疗法的目的是为了避免脱水和液体潴留，提供稳定的电解质和葡萄糖浓度，维持正常的酸碱平衡。由于经皮肤不显性失水在不同胎龄和体重的婴儿上变化很大，所以个体化的液体疗法十分重要。对于出生体重＞1000g的早产儿，第1天的液体需求量接近60~80ml/kg，接下来每天增加20ml/kg，直至出生后第4天总量达到每天120~140ml/kg。在生理性的出生后细胞外液丢失前应当限制静脉补钠。当血清钠浓度低于140mg/dL时，应该补充钠[3~4mEq/（kg·d）]与氯化物、醋酸盐的混合物，以纠正钠丢失和代谢性酸中毒。

对于出生体重＜1000g的新生儿，出生后前5d必须给予较高的液体摄入量，液体量的多少取决于尿量和不显性失水量，严重情况下甚至可以达到5~7ml/（kg·h）。最后，如果以全静脉营养作为唯一的营养来源，补液速率需要达到140~160ml/kg来确保婴儿每天15~20g/kg的体重增长。同时，这个时期还需要添加2~4mEq/（kg·d）的钠和氯化物以及 1.5~2mEq/（kg·d）的钾来保证积极生长。对于极早产儿，由于其保钠能力的减弱以及尿液中电解质的高排泄量，需要摄入更多的钠和氯化物。

（一）蛋白质

早产儿需要摄入最低 1.2g/（kg·d）的氨基酸来补充蛋白质的分解和尿液中的丢失，因此仅给予葡萄糖而不含氨基酸将会导致早产儿蛋白质丢失增多。极低出生体重儿（VLBW）出生后几小时内必须给予最低 2~3g/（kg·d）的氨基酸，以保证体内蛋白质储存和最大血浆蛋白浓度，可以在全静脉营养建立前通过静脉给予 2%~4% 的氨基酸储备溶液来实现。研究表明，早期的氨基酸干预不会显著增加代谢性酸中毒的发生率，也不会提高血尿素氮及血氨浓度。

当肠外脂质和葡萄糖能量摄入为60kcal/（kg·d），氨基酸摄入2.5~3.0g/（kg·d）时，机体可达到正氮平衡，处于合成代谢阶段。当非蛋白能量摄入为80~85kcal/（kg·d），氨基酸摄入量2.7~4g/（kg·d）时会引起氮潴留。为了维持生长，必须给予最少70kCal/（kg·d）的肠外非蛋白能量摄入。

（二）葡萄糖

使用葡萄糖作为唯一的非蛋白能量来源会产生各种问题，葡萄糖浓度高于12.5g/dL时会对外周静脉造成局部刺激。此外，当VLBW早产儿葡萄糖输注速率 > 6mg/（kg·min）时，持续的糖异生与葡萄糖摄入会造成高血糖（血糖浓度 > 150mg/dL）。为了避免由于血清渗透压变化过大引起的潜在不良反应及尿糖增加导致的渗透性利尿，葡萄糖输注的速率应当从 < 8.6g/（kg·d）开始。通常情况下，平稳增加的葡萄糖输注速率会刺激内源性胰岛素的分泌，在给予5~7d的肠外营养后，机体能够耐受11~12mg/（kg·min）溶液，130~140ml/（kg·d）的输注速率。此外，早期供给蛋白质会使高血糖和高钾血症的发生减少。过去通常使用静脉注射胰岛素来增加糖耐量和提高能量摄取，然而，由于静脉输液管会黏附胰岛素和血糖，导致其浓度波动增大，带来更多的并发症和更高的病死率，所以应该尽量避免这种做法。

（三）静脉脂质输注

静脉脂质制剂的运用，使得通过外周静脉就能提供生长所需的高密度能量来源，这些脂质不仅具有高热量（20%磷脂浓度的脂肪乳的能量密度为2kcal/ml），并且与血浆有着同样的渗透压，由此避免了对静脉的刺激。新生儿对于20%磷脂的脂肪乳具有最佳的脂质耐受性。最低0.5g/（kg·d）脂肪乳的输注可以防止必须脂肪酸的缺乏。新生儿对于静脉脂质输注的耐受性较年长儿差，极早产儿则更差。此外，宫内生长受限的婴儿对脂肪乳输注的耐受性小于相同胎龄的婴儿。与氨基酸供给不同，生后早期脂质给予并未显示出更多优势，但是24h持续静脉输注脂肪乳仍是必需的，剂量可从1.0~2.0g/（kg·d）增加至3.0g/（kg·d）。脂肪耐量可以通过检测血清三酰甘油的浓度来间接判断，一般需 < 200mg/dL。全静脉营养的患者摄入的脂肪应当提供非蛋白热量的25%~40%。

肉碱是参与脂肪代谢的一种重要的氨基酸，早产儿血液和组织中的肉碱浓度较足月儿低。尽管临床研究并未表明向静脉营养溶液中添加肉碱能带来代谢或生理上的益处，但普遍认为静脉给予肉碱能提高早产儿利用外源性脂肪产能的能力。若需要向肠外营养液中添加肉碱，其浓度最好达到10mg/（kg·d）。

静脉输注脂肪乳能提高血清游离脂肪酸浓度，后者能将胆红素从清蛋白结合位点上游离出来。然而，研究表明即使24h持续静脉给予脂肪的速率达到3~3.5g/（kg·d）时，血清中游离胆红素的含量也不受影响，并且黄疸患儿也无须停用。

目前已被美国批准的主要来源于大豆的静脉脂肪乳剂（MO或IL），因其存在加速胆汁游积和肝功能损伤的可能性而被认为不适用于长期（>2周）的肠外营养支持方案。然而北美地区还不存在可供选择的其他脂肪乳制剂。尽管对于已存在胆汁淤积的患儿，降低脂肪输注速率至1mg/（kg·d）能够减缓胆汁淤积的进程，但是单独的脂质循环并不见得可以降低肠外营养相关的肝疾病。另外还有看法认为，脂肪作为氧化剂的来源，会刺激炎症反应的发生。但脂质或多种维生素受到光照生成氧化产物的临床意义仍不明确。包含所有营养成分的全肠外营养液作为单一液体来源时，维生素及微量元素在光照下可能会加强氧化作用。因此，铁元素尤其不应当被添加进去。目前并没有正式推荐肠外营养液避光保护，但一些研究者已经开始推广。

（四）钙、磷及微量元素

虽然肠外营养通常不能满足胎儿钙和磷的需求，但对于患有严重的代谢性骨病的早产儿，通过每天摄入120~150ml/kg的添加了钙和磷的肠外氨基酸溶液（氨基酸浓度至少2.5g/dL），能够使疾病的损伤降到最低。每一个机构都必须为其肠外营养液建立钙磷溶解曲线。向氨基酸溶液中添加半胱氨酸能够降低溶液的pH，使得钙磷的溶解达到最大化，其他增加矿物质运输的方法还包括使用甘油磷酸钙，但这种方法在北美地区尚不可用。钙的目标摄入量为60~80mg/（kg·d），磷为39~67mg/（kg·d）。

当肠外营养作为肠内营养的补充或者仅维持1~2周时，锌是唯一需要额外添加的微量元素。倘若需要进行长期的全肠外营养，其他的微量元素也需要被添加，然而，对胆汁淤积性黄疸的患儿不需要补充锰，肾功能不全的患儿不可添加硒和铬。铜对于抗氧化物的合成是必需的，继发于长期肠外营养支持的胆汁淤积会导致铜的积累，因此，是否需要添加铜应根据血铜的浓度来确定。

（五）多种维生素

美国地区有多种早产儿可用的肠外维生素制剂。早产儿肠外维生素每日推荐量为市面上复合维生素包装（5ml）的40%（2ml）。这种剂量的维生素混合物能够提供推荐剂量的维生素E与维生素K，而维生素A与维生素D水平偏低，大部分B族维生素水平偏高。但是，目前还是没有更适合的维生素混合制剂可替代，个体化的肠外维生素治疗也尚不可用。对于静脉给予脂溶性维生素存在的困难是，它们容易黏附在静脉输液管上，尤其是维生素A。这个问题可以通过将多种维生素加入到静脉脂肪乳中加以解决。然而，此种方法特别是在环境光线下可能会引起脂质过氧化反应。

二、肠外营养向肠内营养的过渡

从肠外营养向完全肠内营养的过渡是一个关键时期，此时肠外营养的减弱及肠内摄入的不足会导致总营养需求量波动过大。此时需要通过计算各营养素在肠外营养中的浓度，来将这个时期可避免的营养损失量减少到最低。这对蛋白质而言尤为重要。对于大部分婴儿，当肠内喂养量达到至少120ml/（kg·d），肠内营养已经可以满足基本的液体需要量时，就可以停止肠外营养。

三、肠内营养

出生后生长的质量取决于所喂养食物的种类、数量和质量。喂养标准婴儿配方奶的早产儿比同期的成熟胎儿脂肪/体重百分比更高。与喂养标准配方奶或非强化母乳相比，独特的早产儿配方奶和早产儿母乳强化剂的使用可使早产儿体重构成比增加以及骨盐沉积接近于正常胎儿。

一项关于特殊配方的早产儿配方奶的前瞻性随机试验显示，与足月儿标准配方奶相比，早产儿配方奶能显著改善生长和认知发育。这些发现强调健康保健专家需要精心计划与监控早产儿住院期间和出院后的营养护理，尤其是出院后由非强化母乳喂养的早产儿。针对早产儿特定的营养需求，营养专家达成共识后总结了相关可用的数据和指南，但仍需要进一步参考更详细的信息。

（一）总能量需求

能量是维持身体功能和生长所必需的。由于VLBW婴儿极高的生长要求，他们对能量波动尤为敏感。早产儿静息代谢率（最少身体活动情况下）在出生后第1周内较低。在中性温度环境下，全肠外营养时的静息代谢率约为40kcal/（kg·d），2~3周经口喂养的婴儿的静息代谢率为50kcal/（kg·d）。到6周时，大多早产儿可有80kcal/（kg·d）的基础能量消耗。每增加1g体重需要消耗3~4.5kcal能量（包括储存和合成所需）。因此，若要达到每天15g/kg的体重增加则需要比静息代谢率50kcal/kg再额外增加45~67kcal/kg的热量。必须注意的是，这些能量需求量主要由健康生长的早产儿在3~4周的生长数据所得出。

活动消耗、中性温度下的基础代谢、营养吸收以及组织合成（生长）所需能量在婴儿之间是不同的。这些差异可能在生长受限或者小于胎龄儿中更加显著。实际上，105~130kcal/（kg·d）的肠内喂养量能使大多数早产儿达到良好的生长速率。如果在这个摄入量时，特别是伴有能量需求增加的慢性肺疾病时，生长状况不令人满意，那么就需要给予更多的热量。

（二）蛋白质

3.0~4.0g/（kg·d）的肠内蛋白质摄入量是合适无害的。根据胎儿蛋白积累速率预计的蛋白需要量为3.5~4g/（kg·d），并且孕周越小需要量越高。一项研究显示在极低出生体重儿中，更高的蛋白质含量（3.6g/100kcal）的配方奶相比标准配方奶（蛋白含量为3.0g/100kcal）会增强蛋白质合成和体重增长，并且没有证据表明会引起代谢性应激。这一发现由COchrane循证医学数据库的相关综述支持。

关于最适用于早产儿的婴儿配方奶中蛋白质的种类和数量已经进行了多项研究。一般而言，喂养以乳清为主的配方奶的足月儿代谢指标和血浆氨基酸浓度接近于那些喂养混合母乳的婴儿。部分水解配方奶已被证实比足月儿全牛乳配方奶更能降低特应性皮炎的发病率。不过尚无早产儿的相关数据。由于目前缺乏大豆来源的配方奶最佳的糖类、蛋白质及矿物质的吸收和利用的详细记录，所以目前不推荐用于早产儿。

（三）脂肪

脂肪为正在生长的早产儿提供了主要的能源。在母乳中，约50%的能量来源于脂肪；在商品化的配方奶中，脂肪提供了40%~50%的能量。两者均提供5~7g/（kg·d）的脂肪。母乳中的饱和脂肪能很好地被早产儿吸收。部分原因是因为脂肪酸分布在三酰甘油上的位点不同。母乳脂肪中的棕榈酸位于β位，牛乳、其他大部分动物脂肪以及植物油中的棕榈酸位于α位，前者更容易被吸收。胃脂肪酶、胰脂肪酶相关蛋白和胆盐刺激脂酶能促进三酰甘油分解为脂肪酸和甘油在胃肠道中的消化。这些脂肪酶活性补偿了早产儿的胰脂肪酶和管腔内胆汁盐浓度偏低的现象。在配方奶喂养的早产儿中，当配方奶混合母乳喂养时，脂肪的吸收增加，很可能是母乳中脂肪酶的作用。因此，母乳在脂肪的消化吸收上有明显优势。

早产儿配方奶含有中链三酰甘油（MCTs）和富含长链多不饱和三酰甘油的植物油的混合物，两者都能被早产儿良好吸收。这种脂肪混合物满足了必须脂肪酸的预计需要量。其中至少3%的能量来自亚油酸及额外少量α-亚麻酸。专为早产儿设计的配方奶含有比母乳更多的MCTs，但对体重增长或脂肪堆积的作用并无明显差别。

母乳中含有少量的二十二碳六烯酸（DHA）和花生四烯酸（ARA）。尽管在稳定同位素研究中发现，足月儿和早产儿都可以通过内源性途径合成这些脂肪酸，说明他们都具有合成DHA和ARA的能力，但在早产儿中这种能力是不足的。喂养不含DHA或ARA配方奶的早产儿与那些母乳补充或喂养者相比组织中的脂质浓度有所下降。在配方奶中添加DHA和ARA至与母乳相似浓度，可以观察到相对短期内的视力和认知改善。由于母亲饮食结构不同，母乳中的DHA浓度差异非常大，通过鱼油补充额外的DHA可能为母乳喂养的早产儿带来进一步神经发育的长期益处。但是由于缺乏长期的随访研究，这种方法目前尚不被推荐。

（四）糖类

糖类可随时供能并能防止组织分解代谢。在婴儿情况稳定后，预计其需要量为能量的40%~50%或10~14g/（kg·d），孕34周的早产儿的小肠乳糖酶活性只有足月儿的30%。然而，在临床上，乳糖不耐受很少是配方奶和母乳的问题。这可能是因为早产儿在早期发育阶段小肠水解乳糖的能力相对较高。葡萄糖聚合物的糖苷酶在小早产儿中是活化的，并且早产儿对这些聚合物耐受性良好。与乳糖相比，单位重量的葡萄糖聚合物仅略微升高配方奶的渗透压，所以使用葡萄糖聚合物可以将高糖配方奶的渗透压控制在300mmol/L以下。乳糖能够促进钙的吸收，专为早产儿设计的配方奶含有40%~50%的乳糖和50%~60%葡萄糖聚合物，这一比例并不会减少矿物质的吸收。

（五）低聚糖（益生元）

母乳低聚糖通过刺激结肠内有益的微生物菌群生长（如双歧杆菌和乳酸菌）来保护婴儿。低聚糖是一种由3~10个单糖组成的糖类。母乳中低聚糖的浓度从初乳时的20g/L逐渐减少到成熟乳中的5~14g/L。低聚糖是母乳中第三丰富的成分，仅次于乳糖和脂质。低聚糖只有部分会在小肠中消化，未消化部分到达结肠后，可在结肠选择性地促进益生菌菌群的生长与发育。约90%的低聚糖作为膳食纤维在婴儿的排泄物中被发现。低聚糖由遗传因素影响，对其生化过程仍知之甚少。已经证实母乳中含有超过200种不同的低聚糖，而成熟牛乳中仅含有微量，母乳中低聚糖结构的多样性和丰富性使其能区别于以牛乳为主的婴儿配方奶。虽然还没有发现母乳低聚糖的天然替代品，但也没有足够的证据支持在早产儿配方奶中添加低聚糖。研究者为人工合成母乳中的低聚糖作出的努力给将来这个领域的后续研究奠定了基础。一些足月儿配方奶添加了母乳中不常见的低聚糖，包括低聚半乳糖和低聚果糖。

（六）矿物质

1. 钠、钾和氯　早产儿，尤其是 VLBW 婴儿，钠的高排泄率至少持续到出生后的第 10~14 天。母乳、足月儿配方奶或专为早产儿设计的母乳强化剂中钠的浓度较低，可能都会导致低钠血症。特殊早产儿配方奶在完全喂养水平能提供每天 1.7~2.2mEq/kg 的钠。在稳定增长时期，通常每天 2~3mEq/kg 的日摄入量能满足早产儿钠的需要量。早产儿的钾需要量与足月儿的相同，每天为 2~3mEq/kg。

2. 钙、磷和镁　在怀孕的最后 3 个月，足月胎儿会积累约 80% 的钙、磷和镁。小早产儿为达到与足月儿相似的生长和骨盐沉积速率，其每千克体重需要摄入的矿物质也要比足月儿高。目前的推荐量反映了这些矿物质的较高的每日摄入需要量。然而，并不总能在生命最初几周内给 VLBW 婴儿提供足量的营养素，特别是钙和磷。因此，骨质缺乏在这些婴儿中很常见，其中部分还会发生骨折。美国儿科学会（AAP）近期建议肠道喂养的早产儿应当最大限度地增加钙、磷和维生素 D 摄入量以防止骨质缺乏。

牛乳来源的足月儿配方奶含有 53~76mg/100kcal 的钙和 42~57mg/100kcal 的磷，使用这些配方奶的早产儿，其骨矿物质含量（BMC）由光子吸收测定法测定后发现低于正常胎儿值。然而，专为早产儿设计的配方奶含有 165~180mg/100kcal 的钙和 82~100mg/100kcal 的磷，这能改善矿物质均衡和提高 BMC 至原宫内水平。早产儿母乳含有约 40mg/100kcal 的钙和 20mg/100kcal 的磷。现已经发现骨盐沉积的减少与佝偻病的发生有关，粉状或液状的母乳强化剂能改善矿物质均衡，增加骨盐沉积。

3. 铁　大部分人类胎儿的铁积累发生在怀孕的最后 3 个月内。按每千克体重来算，出生时早产儿的铁含量低于足月儿的铁含量（75mg/kg）。由于大部分的铁存在于循环血红蛋白中，一些早产儿中频繁的静脉采血进一步消耗了可用于红细胞生成的铁。但 VLBW 婴儿可能会频繁输注浓缩红细胞，这其中又可提供 1mg/ml 的元素铁。

在生命最初 2 周，无铁补充的明显指标存在，因为早期的铁剂治疗无法改善早产儿生理性贫血。但是在 2 周龄后，应该提供每日 2~4mg/kg 的铁剂给生长中的早产儿。铁强化的早产儿配方奶喂养的早产儿不需要额外添加铁。然而，所有的早产儿（甚至是那些母乳喂养的）都应该补充至少 2mg/（kg·d）的铁直到 12 个月龄。铁强化的配方奶可以从配方奶喂养的早产儿第一次喂养就开始。

在治疗早产儿贫血方面，新生儿红细胞输注和使用重组人红细胞生成素这两种方法仍然存在很大争议。大量的临床试验和基于这些试验的 meta 分析发现，目前还不能明确推荐用其中一种治疗方法来替代另一种。重组人红细胞生成素有刺激早产儿红细胞生成的功能，但还没有明确证实重组人红细胞生成素可以成功替代或显著减少红细胞输血需求，尤其是在静脉抽血化验的次数尽量减少的情况下。因此，在大多数早产儿身上，包括极小的早产儿（出生体重＜1000g），使用重组人红细胞生成素预防或者治疗早产儿贫血的效果可能无法体现。如果使用红细胞生成素，铁剂补充量需要增加到6mg/（kg·d），因为活跃的红细胞生成素需要额外的铁作为底物。

（七）微量元素

1.锌（Zn）　在怀孕的最后3个月内，胎儿对锌的预计代谢速率为850μg/d。虽然初乳中锌的浓度很高，但母乳中的锌浓度会在产后1个月迅速下降到2.5mg/L，在产后3个月下降到1.1mg/L。此时锌浓度已足以满足早产儿稳定增长的需求，已有临床报道证实母乳喂养的早产儿会出现锌缺乏。目前锌的肠内营养推荐量为1~3mg/（kg·d）。当前市售的早产儿和足月儿配方奶及母乳强化剂均提供了足够的锌来满足这些推荐量。

2.铜（Cu）　据估计胎儿每天的铜消耗量为56μg/kg。早产儿母亲的母乳在出生后第1个月内的铜含量为58~72μg/dL。早产儿最多可从强化母乳中吸收57%的铜，最少从牛乳为主的标准配方奶中吸收27%的铜。铜的吸收受饮食中锌浓度的影响。主要喂养牛乳或长期给予不含铜的肠外营养的婴儿常发生铜缺乏。通过喂养母乳或早产儿配方奶能满足推荐的每日摄入量。

3.碘（I）　母乳中的碘含量随母体摄入量而变化，这与其食物来源的地理位置有关。尽管推荐的碘摄取量是10~60μg/（kg·d），但还是有报道发现早产儿碘摄入量为10~30μg/（kg·d）出现了暂时性甲状腺功能减退的现象。所有的早产儿配方奶均能满足这个需求量。市售的粉状母乳强化剂不含有额外的碘。

4.其他的微量元素　硒、铬、钼或锰的缺乏在母乳喂养的健康早产儿中还没有报道。当前这些微量元素的最小推荐量以母乳中的浓度为准。

（八）水溶性维生素

水溶性维生素的推荐摄入量基于母乳和当前喂养方案所提供的估计量，包括对其生理功能及排泄的认识，储存期间的稳定性，以及早产儿对水溶性维生素需求的极少量研究数据来确定的。总体来讲，体内水溶性维生素的储存量是很有限的，持续补充这些营养素对正常代谢十分必要。由于早产儿较高的蛋白质需求和随孕期缩短而降低的维生素储存量，早产儿的推荐摄入量比足月儿要高。母乳喂养的早产儿肠内水溶性维生素的推荐摄入量可以通过用含有维生素的母乳强化剂获得。标准口服复合维生素补充剂提供的水溶性维生素就相对较少。配方奶喂养早产儿的维生素推荐量可以通过喂养专为早产儿设计的含有更多水溶性维生素的配方奶来获取。至今仍没有早产儿出院后补充水溶性维生素的指南，也没有已发表的研究可参考。

1.维生素C　母乳中的维生素C含量约为8mg/100kcal，早产儿配方奶中维生素C在20~40mg/100kcal范围内变化。尽管通过喂养早产儿配方奶的早产儿中没有出现维生素C缺乏的报道，也没有已发表的研究对肠内喂养的早产儿维生素C状态进行评估。因为维生素C在一些氨基酸代谢中是必需的，其需要量会因早产儿高水平的蛋白质代谢而增加。肠道补充维生素C对任何新生儿疾病发病率都没有显示出净效益，其中也包括了支气管肺发育不良。在母乳的处理和储存期间会丢失抗维生素C，可通过补充母乳强化剂或复合维生素来补偿。现行指南中维生素C摄入量为18~24mg/（kg·d）。

2. 维生素B_1　是糖代谢和支链氨基酸脱羧作用必须酶的一种辅因子。母乳中维生素B_1的含量为20μg/100kcal，早产儿配方奶中维生素B_1的含量为200~250μg/100kcal。用市售的母乳强化剂强化母乳至24kcal/Oz时能提供等量的维生素B_1。维生素B_1的推荐摄入量范围为180~240μg/（kg·d）。

3. 维生素B_2　是黄素蛋白的主要成分，也是很多氧化还原反应的递氢体。处于负氮平衡的婴儿尿维生素的丢失可能增加，光疗的婴儿体内胆红素会遇光分解，也可能会消耗储存的维生素B_2。维生素B_2在母乳中的含量为49μg/100kcal，在早产儿配方奶中为150~620μg/100kcal。市售的母乳强化剂强化母乳至24kcal/Oz时能提供250~500μg/100kcal的维生素B_2。由于维生素B_2的光敏性，在储存和处理期间，它在母乳中的含量会下降。指南上维生素B_2摄入量范围在250~360μg/（kg·d）。当早产儿因疾病导致维生素B_2丢失增加时，允许使用更高的摄入量。

4. 维生素B_6　是一种参与许多涉及氨基酸合成和代谢反应的辅因子。维生素B_6的需要量与蛋白质的摄入量直接相关。母乳中的维生素B_6含量为28μg/100kcal，而早产儿配方奶中为150~250pg/100kcal。母乳强化剂在指导下使用时含有等量值。通用的维生素B6推荐摄入量为150~210μg/（kg·d）。

5. 烟酸（维生素B_3）　是一种在许多氧化还原反应（包括糖酵解、电子传递以及脂肪酸合成）中起作用的辅因子的主要成分。母乳中烟酸的含量为210μg/100kcal，早产儿配方奶中为3900~5000μg烟酸/100kcal。母乳强化剂在指导下使用时可提供相同量。在使用目前的喂养方案的健康早产儿中无烟酸缺乏的病例报道；然而，也无肠道喂养的婴儿烟酸状态的相关研究。推荐摄入量为3.6 ~ 4.8pg/（kg·d）。

6. 生物素　是一种羧化反应的辅因子，参与叶酸代谢。生物素缺乏的唯一一篇报道发生在几周仅靠不含生物素的肠外营养支持的婴儿中。母乳中的生物素含量为0.56μg/100lcal，早产儿配方奶中的含量为3.9~37μg/100kcal。粉状的母乳强化剂在指导下使用时含有等量值。推荐摄入量为3.6~6μg/（kg·d）。

7. 泛酸（维生素B_5）　是两种脂肪、糖类以及蛋白质代谢所必需的酰基转移酶A的组成成分。母乳含量为250μg/100kcal，早产儿配方奶为1200~1900μg/100kcal，均易满足推荐的1.2~1.7mg/（kg·d）的每日摄入量。粉状的母乳强化剂在指导下使用也包含相等量的泛酸。

8. 叶酸（维生素B_9）　是氨基酸和核酸代谢中一碳单位的受体和供体。其缺乏会影响细胞分裂，特别在肠和骨髓等细胞更新迅速的组织中。由于有限的肝储备及迅速的出生后生长，早产儿叶酸缺乏的风险增高。研究显示，补充叶酸的早产儿，经对红细胞叶酸浓度进行评估后发现叶酸浓度升高。根据这些研究得出叶酸推荐摄入量范围为25~50μg/kg。母乳可提供约7μg/100kcal的叶酸，早产儿配方奶则含有20~37μg/100kcal。粉状的母乳强化剂在指导下使用时提供高达30μg叶酸/100kcal。

9. 维生素B_{12}（钴胺素）　是一种参与DNA合成和甲基转移的辅因子。其缺乏的临床症状已在素食母亲、单一母乳喂养的婴儿中有所报道。尚无母亲营养良好而婴儿（包括足月儿和早产儿）缺乏维生素 B_{12} 的报道。母乳和婴儿配方奶中的维生素 B_{12} 能被婴儿很好地吸收。母乳能够提供 $0.7\mu g/100kcal$ 维生素 B_{12}，而早产儿配方奶为 $0.25\sim0.55\mu g/100kcal$。粉状的母乳强化剂在指导下使用时将提供 $0.22\sim0.79\mu g/100kcal$ 维生素 B_{12}。维生素 B_{12} 推荐摄入量为 $0.3\mu g/(kg\cdot d)$。

（九）脂溶性维生素

早产儿的肠外和肠内营养均需要提供脂溶性维生素。关于出院后脂溶性维生素如何补充的相关信息还很少。对于母乳喂养的婴儿，可通过口服溶液补充维生素 A 及维生素 D 和维生素 E，但其中并不包含维生素对于配方奶喂养的婴儿，维生素的补充则复杂许多。如上所述，如果早产儿以足月儿的标准喂养配方奶，他们的维生素的摄入量在体重达到 3kg 前都将达不到推荐量。因此，对于"健康"的早产儿，在他们体重达到 3kg 后可能不需要额外补充除维生素 D 以外的脂溶性维生素。另外，为曾在 NICU 治疗的早产儿所设计的配方中应包含足够量的脂溶性维生素。

1. 维生素 A　是一种能够促进上皮组织正常生长和分化的脂溶性维生素，主要储存在肝。早产儿出生时肝中维生素 A 的含量很低，浓度检测表明其储存量少，甚至处于消耗状态。除此之外，早产儿血浆视黄醇和视黄醇结合蛋白（RBP）的含量、视黄醇与 RBP 的比例均低于足月儿-维生素 A 的低储备量常伴有吸收障碍，后者主要与脂质水解和小肠视黄醇运载蛋白的减少有关。这使得早产儿处在维生素 A 缺乏的风险中，从而影响肺上皮组织的维持和发育。推荐的维生素 A 摄入量为 $700\sim1500U/(kg\cdot d)$。早产儿每日补充 1500U/kg 就能维持正常的血清视黄醇和 RBP 浓度。特殊的早产儿配方奶中维生素 A 的含量很高[10150U/L（1250U/100kcal）]，足以满足早产儿的需求，而母乳中维生素 A 的含量仅为 2230U/L（338U/100kcal），达不到推荐摄入量。直接使用的母乳强化剂能够提供额外 $6200\sim9500U/L$ 的维生素 A。有研究结果表明，正常水平的维生素 A 能够降低早产儿肺疾病的发生率和严重程度。大规模研究证实，维生素 A 降低了 36 周时的支气管肺发育不良患儿氧疗比例。尽管额外补充维生素 A 有利于降低早产儿患肺疾病的风险，但是临床医生必须考虑到这种益处与反复肌内注射之间的利弊。出院后早产儿的血液维生素 A 含量很难达到足月儿的水平，使用已有的维生素补充制剂可能也无法满足婴儿的需求。

2. 维生素 E　是一种抗氧化剂，能够阻止细胞膜上脂质的过氧化反应，机体对维生素 E 的需求量随着饮食中多不饱和脂肪酸（PUFAs）含量的增加而增加。有报道发现早产儿维生素 E 缺乏会引起溶血性贫血，这种疾病与喂养 PUFAs 含量高、维生素 E 不足的强化铁奶粉密切相关，其中铁作为反应的氧化剂。现有的配方奶调整了维生素 E 与 PUFAs 的比例，以避免上述问题的发生。肠内喂养必须提供最低 0.7U/100kcal 的维生素 E 和最少 1U/g 的亚油酸。对早产儿视网膜病变、支气管肺发育不良和脑室内出血等疾病的预防和治疗上并无推荐的维生素 E 治疗剂量。但在美国，VLBW 婴儿接受 $6\sim12U/(kg\cdot d)$ 的肠内维生素 E 已成为各方共识。每 100kcal 热量的早产儿配方奶粉能提供 $4\sim6U/kg$ 的维生素 E，母乳中维生素 E 的含量变化大且通常较低，使用粉末状的母乳强化剂能提供与配方奶粉相同量的维生素 E。

3. 维生素 D　是一种多能类固醇激素，除了在维持骨质健康方面起着关键的作用外，在其他许多方面也发挥重要功效，人体的许多组织和细胞都有维生素D受体。维生素D与提高心血管健康、刺激免疫系统、预防癌症以及其他慢性疾病等相关。维生素D缺乏会导致生长受限、骨骼发育不良，增加后期患髋骨骨折的风险。母体的维生素D水平波动较大，其中一些母亲可能存在维生素D储备不足或缺乏，并因此导致胎儿处在低维生素D水平的风险中。

早产儿的骨质减少主要由钙、磷摄入不足引起，但维生素D缺乏也在其中起一定作用。锻炼对于提升早产儿骨矿物密度的作用仍然存在争议。推荐的维生素D肠内摄入量为150~400U/（kg·d）。对于出生体重 < 1250g和胎龄 < 32周的早产儿，用高矿物含量的牛奶来源的配方奶粉喂养。每日的维生素D摄入约400U就能够维持正常的血清25-羟化维生素D浓度，同时可以提升数月内1，25-二羟基维生素D的浓度，每天200U也是可行的。没有证据表明需要给予早产儿 > 400U/d的维生素D，美国儿科学会的推荐量为每日200~400U。美国儿科学会和美国医学研究所均认为每天400U的维生素D可以满足0~6个月的健康足月儿的需求摄入量，当给予正常喂养量时，现有的液体和粉末状母乳强化剂以及早产儿特殊配方奶粉能够提供200~400U/d维生素D，因此，有必要对早产儿进行额外的维生素D补充。

4. 维生素K　几乎不在体内储存，因此，它的每日摄入十分重要。新生儿出血性疾病常见于单一母乳喂养的婴儿，这正是由于维生素K缺乏而导致的。生后肌内注射维生素K是一项常规的预防措施，对于出生体重 > 1kg的早产儿，可以给予1mg的维生素K，而对于出生体重 < 1kg的婴儿，推荐剂量为0.3mg/kg。早产儿配方奶粉提供了充足的维生素K，能够满足早产儿的每日需要量。母乳中维生素K的含量较低，使用含有维生素的母乳强化剂可以提供额外的维生素K，由此达到8~10μg/kg的每日推荐摄入量。

（十）能量密度和需水量

早产儿母乳和足月儿母乳在第21天哺乳期的能量密度接近67kcal/dL（20kcal/Oz）。不同母亲乳汁的能量密度差别较大，不同时间、不同阶段的乳汁均不相同（前乳与后乳相比，后者脂肪含量更高）。能量密度为67kcal/dL的配方奶粉可以用来喂养早产儿，但高浓缩的配方奶如81kcal/dL是更好的选择，它能以更小的喂养量提供更多的热量，这样在胃容量有限或需要限制液体量时更有优势，高浓缩的配方奶提供的水分足够让大部分早产儿排出蛋白代谢产物和电解质。

四、母乳

早产儿母亲的母乳是肠内营养的一大选择。母乳通常能很好地被早产儿耐受，并有研究报道母乳比婴儿配方奶能更早达到完全肠内喂养。除了其营养价值外，母乳还提供了婴儿健康和发育相关的免疫抗菌成分、激素和酶。母乳中的酶如胆盐刺激酯酶和脂蛋白脂肪酶可以提高营养素的生物利用度。然而，在开始生长以后，早产儿的营养需求诸如蛋白、钙、磷、镁、钠、铜、锌、叶酸、维生素（B_2，B_6，C，D，E，K）都会超过母乳所能提供的量。

跟配方奶不同，在每一次喂养（或挤奶）、每天及整个哺乳过程中，母乳的成分都有所不同。早产儿母亲的母乳，特别是生后前2周，含有比足月乳更高的能量，更高浓度的脂肪、蛋白、钠盐和少量减少的乳糖、钙、磷。因为早产乳的脂肪含量较高，所以其能量密度也较高。在哺乳期的前2~3周喂养量很高【180~200ml/（kg·d）】，早产乳中丰富的蛋白含量可以满足婴儿生长的氮需求量。但是，在哺乳期第1个月末，早产乳中蛋白含量已经不能满足大多数早产儿的需求。由早产儿长期应用无补充剂的母乳引发的相关代谢并发症包括：低钠血症（第4~5周）、低蛋白血症（第8~12周）、骨质减少（第4~5个月）和锌缺乏（第2~6个月）。

为了纠正早产乳中的营养素缺乏，应用母乳强化剂可以提供额外的蛋白、矿物质和维生素。当这些补充剂在产后第一个月加入到母乳后，最终的营养素、矿物质和维生素浓度与早产儿配方奶相似。相关临床研究显示，添加了商业化粉状强化剂的母乳，对婴儿代谢和生长的作用接近于适用低出生体重儿的配方奶。

母乳摄入与降低坏死性小肠结肠炎（NEC）发生相关，这似乎与母乳中含有免疫和抗菌成分有关。一项国际新生儿数据库的回顾性分析显示了母乳与降低NEC病死率呈剂量相关效应。独有的母乳喂养方案（包括母乳和母乳来源的强化剂）的应用降低了出生体重<1250g婴儿NEC和术后NEC的发病率，其中对照组喂养添加牛来源的母乳强化剂的母乳或早产儿配方奶（母亲无法母乳喂养情况）。VLBW婴儿在NEC最常发病时段（34周孕龄之前）应鼓励尽可能多的进食母乳（母亲自身或捐赠母乳）。另外，在母亲无法母乳喂养的情况下，巴氏消毒的含母乳强化剂的捐赠母乳似乎对预防NEC也起到一定作用。

早产儿母亲自身的母乳喂养可能促进神经系统的发育。一个非随机的研究报道表明，喂养其母亲母乳的早产儿比喂养足月儿配方奶的早产儿在18个月和7.5~8岁时具有更高的发育相关指数。但上述研究包含很多混淆因素。30个月时的神经发育结局与自身母亲母乳摄入量呈现剂量相关效应，具体为每10ml/（kg·d）的母乳摄入量可以增长0.59的智力发育指数（MDI）。

五、促进泌乳及母乳的处理

早产儿的母亲应尽可能鼓励其进行母乳喂养，甚至那些在出院时打算配方奶喂养的母亲也常常愿意在出生后最初几周挤出她们的母乳进行喂养。在婴儿身体状况没有那么平稳的最初关键性几周，这些母乳可以用来建立肠内喂养。

母亲应该在出生后24h内立即开始挤奶，并且有相关的口头及书面指导帮助她们使用正确的方法收集、存储和处理母乳并协助放置吸奶泵以建立和维持母乳供应。哺乳期咨询的相关问题如挤奶频率、促进母乳流出的方法以及乳房和乳头的护理也应给予告知。

新鲜母乳可以立即喂养或储存于4℃冰箱。冷藏母乳可以在挤奶后96h内安全使用。48~96h不使用的母乳应在挤出后迅速冻存于-20℃冰箱。母乳冰冻和加热处理会使一些不稳定的因子发生改变，如细胞组分、IgA及IgM和乳铁蛋白、溶菌酶、C3补体。但通常情况下冰冻比加热更益于保存这些因子。经过冻存的母乳在挤出后3个月内基本保留了大多免疫成分（除了细胞组分）和维生素。这些母乳在用来喂养母亲自己的婴儿时并不一定需要进行常规细菌检查和巴氏消毒。

冻存的母乳应该在冰箱里或温水中（水龙头的流水）逐渐解冻。商用的母乳加热器同样可以用来解冻母乳并且平稳加热至体温。在加热或与水接触之前应该将母乳容器的盖子收于塑料袋中避免污染。不建议使用微波炉解冻，因为这样会减少免疫球蛋白A和溶菌酶的活性，并可能生成热点。解冻的母乳应该存放在冰箱并且在24h内使用。

（一）捐赠母乳

在过去一个世纪，捐赠母乳已经在北美正式实行。捐赠的母乳常用于喂养足月儿和早产儿，直到20世纪80年代，出于对HIV传播的担忧，用于医疗的母乳库的数量开始下降。近十年来，有了合适的筛查和准备标准后，捐赠母乳的使用又出现了明显的上升，而这些母乳特别适用于早产儿。北美母乳库协会（HMBANA）拥有很多北美的非盈利母乳库，并制订了操作和安全指南。每一个母乳库都要严格遵守由HMBANA制订的流程来筛查，对捐赠者可能影响母乳质量的传染性疾病、病史和生活习惯进行筛查。在美国同样也有商业性的母乳库。集中起来的捐赠母乳可以在医院通过处方获取。尽管仍没有母乳库相关的联邦法规或指南，FDA也支持建立正规的母乳库并认为那些非正规途径的母乳共享是不安全的。捐赠的母乳集中起来后进行巴氏消毒，检查细菌和HIV，最后冻存。捐赠母乳主要由足月儿母亲的母乳和少量来自早产儿母亲的母乳组成。与母亲的母乳一样，捐赠母乳在喂养早产儿时也需要加入强化剂（美国和加拿大关于捐赠母乳库的相关信息可在HMBANA官网查询）。

（二）母乳强化剂

适用于早产儿的粉状和液状母乳强化剂参阅附录D。这些强化剂配方均包含了合适比例的蛋白质、矿物质和维生素，它们可用来补充早产儿母乳，最高可达24kcal/oz。液状的母乳强化剂需要补充维生素，特别是维生素D，哺乳前将它们与母乳混合后使用。

六、早产儿商业配方奶

早产儿商业配方奶可用来满足早产儿生长的特殊营养需求。这一类配方的特征有：比足月儿标准配方含有更多的蛋白质和矿物质；包含乳糖和葡萄糖聚合物的糖类；混合一部分中链三酰甘油（MCTs）的脂肪。这些配方的维生素含量充足，通常不需要再额外添加。早产儿的配方奶主要来源于牛奶，主要成分为乳清蛋白，其中部分水解的乳清蛋白是它主要的蛋白来源。早产儿配方奶提供2.7~3.5g/100kcal的蛋白质，使早产儿的体重增长速率和身体组分更接近正常出生婴儿。

相比于足月儿标准配方奶，早产儿配方奶中更高含量的钙和磷增加了矿物质的净储存量并提高了骨的矿物质含量，无须再额外添加维生素D。

早产儿配方奶中混合的脂肪用来改善营养吸收，其中40%~50%为中链三酰甘油。这些脂肪有助于减轻由肠脂肪酶或胆盐水平较低引起的吸收效率下降。但是，中链三酰甘油量也可能导致血浆酮体升高、尿二羟酸分泌增加。但是这些改变至今为止还没有报道表明其有害效应。

在2002年，FDA关于由阪崎肠杆菌引起的婴儿严重感染病例报道向儿科医学界提出警告。最终发现感染的原因是由于婴儿配方奶粉受到了这种微生物的污染。粉状婴儿配方奶不是商业性无菌产品。早产儿和那些具有潜在疾病隐患的婴儿发生感染的风险率最高。因此，FDA不推荐早产儿或免疫力低下的婴儿使用粉状婴儿配方奶，可用早产儿专用的商业性无菌液态配方奶替代。非母乳喂养的早产儿通常使用无菌的液态早产儿配方奶，但大多母乳喂养的婴儿还是继续使用非无菌的粉状母乳强化剂。世界卫生组织和联合国粮食及农业组织进一步给出建议，其中包括鼓励工业制造商开发出价格可负担的无菌配方奶。新的液态强化剂替代品正在出现，并有望在将来减少配方奶粉在早产儿中的使用率。由营养饮食学院制订的婴儿配方奶制备指南可以在制备和运输过程中将污染风险降至最低。

北美以外地区的许多数据显著表明，益生菌可以对抗NEC和其他原因导致的死亡。益生菌已经被采用至足月儿配方奶中，但仍未使用在早产儿配方奶中。特殊的益生菌在早产儿饮食中的应用仍需要进一步的研究。

七、肠内喂养的方法

每个婴儿的肠内喂养方法选择是基于其孕周、出生体重、身体状况和医院的护理经验。详细的喂养方案必须由临床医生制订，包括喂养时间、喂养类型（配方奶，母乳）、喂养方法、喂养频率和增加速率。早产儿喂养方案的实行能帮助提前过渡至完全肠内营养，降低如NEC引起的新生儿病死率。

（一）营养性喂养

尽管对所谓的"营养性喂养""消化道启动"或"最小量肠内喂养"等概念还没有统一的定义，这些名词在文献中用来描述非营养性的摄入[1~25ml/（kg·d）]。一些临床医生建议营养性喂养，特别是母乳，应该在出生后尽早开始。相关报道关于早期肠内营养的益处包括：降低间接高胆红素血症、胆汁淤积性黄疸和骨代谢疾病的发生率；增加胃泌素和其他肠激素的分泌水平；缩短达到完全肠内喂养的时间；加速体重增长。研究并未发现早产儿在接受早期、最小量肠内喂养后NEC的发病率会增加，甚至对于那些出生后患有严重疾病、健康状况极不稳定的婴儿也是如此。

（二）喂养途径

婴儿协调吸吮、吞咽和呼吸的能力决定了肠内营养的途径，这些能力在32~34孕周时的早产儿中出现。这个孕周的早产儿如果具有活力，可以用乳头及乳房尝试进行喂养。如果是更早的早产儿或者伴有危重症则需要管饲喂养。鼻胃管和口胃管喂养是目前最常见的管饲喂养方法。胃的利用最大化了胃肠道的消化能力。有研究证明，用配方奶持续滴注喂养比推注喂养更容易发生不耐受并降低早产儿的生长速率；而用早期母乳喂养，却发现持续滴注喂养能更快地过渡到完全肠内营养并获得更高的生长速率。经幽门喂养的方法并未发现对能量的吸收有所提高，并存在许多潜在的风险。这种方法只有在极个别情况下（如长期胃轻瘫或严重胃食管反流）才会采用，并需要尽快恢复经胃喂养。如果婴儿长期无法进行乳房喂养，此时为了减少管饲喂养引起的口腔刺激不良反应和其他并发症（如吸入性肺炎等），应考虑使用胃造口管饲。

鼻胃管、口胃管或胃造口管饲喂养的婴儿一般采用间断推注或持续滴注喂养。由于现有研究对喂养不耐受的定义标准差异较大，所以很难比较这两种方法的喂养不耐受性。推注喂养与周期性的激素释放相关，通常认为更加符合生理性。另外，一项关于早产儿十二指肠运动对喂养的反应的研究发现，全配方奶持续滴注超过2h就产生1次正常的十二指肠运动模式；反之，15min内推注相同量的配方奶会抑制其运动活力。基于这些发现，一种"缓慢静脉推注"技术（如持续30min到2h）可能成为一种最佳耐受性的喂养方法。在对象为<29孕

周且出生体重＜1200g的婴儿的小型研究中，这些婴儿接受持续滴注喂养后，比对照组平均提前1周过渡到了完全肠内营养（$P < 0.027$）。但是，在喂养耐受和NEC发病率上两者没有差异。营养素吸收减少也是持续滴注喂养的一大问题。母乳和MCT添加剂中的脂肪容易黏附在管壁上造成损失，降低了能量密度。同样的，添加至母乳的强化剂在持续滴注过程中损失也会增加。全母乳是初始喂养的理想选择（只有在母乳无法使用情况下才考虑全配方奶）。没有证据支持使用稀释后的母乳或配方奶进行初始喂养，只有在特殊情况下，如需要降低营养摄入时才会考虑。

一项随机对照试验证明，对极低出生体重儿患儿进行早期的、积极的肠内和肠外营养可以改善生长结局，并且不会增加该试验所检查的临床和代谢后遗症的风险。

八、早产儿出院后的喂养

现今从NICU出院的婴儿最小体重只有1500g（有或没有喂养母乳），这样的情况下，早产儿出院后的喂养日渐重要并引起了越来越多的关注。极低出生体重儿婴儿出院后面临着营养缺乏的高风险。尽管早产儿宫内体重增长速率在医院内集中饮食管理下会先达到，但追赶生长仍只会在出院以后才发生。

总之，有关于早产儿出院后应喂养什么（特别是以追赶生长为目标）的数据目前很少。鉴于这些早产儿在生命后期出现代谢综合征的风险增加，早产儿（特别是宫内生长受限）出院后保持什么样的追赶生长速率成为目前一个急需研究的重要领域。

母乳喂养是出院后的首选，但是美国佛蒙特-牛津网显示，所有低出生体重儿中只有少于一半能在出院后可以获得母乳喂养。由于母乳中营养素含量变化大、蛋白质随时间逐渐减少，这使得只有母乳喂养的婴儿面临着营养素缺乏的高风险。出院后单纯喂养母乳而不添加补充剂可能无法提供充足的热量、蛋白质、矿物质和维生素。关于出院后早产儿母乳强化剂使用方面的数据现在仍有所冲突，并且存在着很大的局限性。强化母乳的策略应根据婴儿1年来的生长轨迹做个体最优化处理。对那些出生体重低于1250g，伴或不伴宫内或宫外生长受限的婴儿需要考虑给予最少12周的强化母乳喂养，因为他们是营养素缺乏的高风险人群。当今的临床策略包括：出院后配方奶（22kcal/oz）添加母乳强化剂；出院后配方奶每天分多次喂养含有适用于早产儿的高热量配方（30kcal/oz）的液态强化剂。粉剂产品因不能无菌处理，使用时仍须谨慎。这些婴儿还需要补充维生素和铁元素。

对于喂养配方奶的婴儿来说，一般可在体重接近2000g和即将出院前时从早产儿配方奶改为特殊的出院后配方奶。这些配方奶的能量可达22kcal/Oz或24kcal/Oz。出院后配方奶比标准配方奶维生素含量更高，所以不需再额外添加。一项随机对照试验的meta分析显示，含高热量高蛋白的出院后配方奶的益处是有限的。相比于标准配方奶来说，最好情况下，生长和发育状况只会在生后18个月内有所体现。还有一部分随机试验中，与出院后配方奶喂养的婴儿相比，通过增加标准配方奶的喂养量就能够很大程度上补偿出院后配方提供的额外营养成分。出院后喂养标准配方奶的婴儿需要补充额外的维生素和铁元素强化剂。但是，现在还没有相关资料说明出院后这些补充剂需要添加多久。与母乳强化剂类似，出院后配方奶的喂养策略应根据婴儿第一年的生长轨迹做个体最优化处理。

出院后的婴儿应该保持密切随访，并由基础保健医生评估其生长指标、铁元素、维生素和矿物质含量。出院记录中可包含住院患者的生长曲线图和营养建议，以此来帮助基础保健医生进行随访诊疗。监测生长曲线（包括与足月儿相应的身体组分）可以带来更好的神经发育结局。但是，目前仍然缺乏可信度高、有合适性价比的身体组分和骨矿物质密度测量方法。对于出院后母乳喂养的婴儿，应向母亲提供合适的哺乳指导，帮助母亲在前6个月（调整后月龄）内促进乳房哺乳和（或）泵奶，以此与足月儿单纯乳房喂养的推荐保持一致。

在存活率越来越高的VLBW早产儿中，营养在其获得最佳的健康和发育结局的过程中起到了关键作用。由于早期新生儿阶段的营养不足的潜在危害，早产儿喂养的目标是提供营养支持以保证最佳的生长和发育并降低营养相关疾病的发病率和病死率。早期的、积极的营养策略旨在降低许多早产儿伴有甚至持续到出院的生后生长迟缓现象。因此，对VLBW早产儿在出院后的最佳营养策略的进一步研究变得极为重要。

第二节　新生儿肠内和肠外营养支持

营养是新生儿生长发育、维持正常生理功能、组织修复的物质基础。正常新生儿能很快适应从持续的宫内营养到间断的喂养过程。

新生儿营养支持是通过肠内和（或）肠外支持途径，为患儿提供所需热量与营养素，从而达到维持机体能量与氮平衡的目的，逐步达到 $10 \sim 20g/ (kg \cdot d)$ 的体重增长速率。

肠内营养是指通过胃肠道提供营养，无论是经口喂养还是管饲喂养。

肠外营养是指当新生儿不能耐受经肠道喂养时，需要完全或部分经静脉输注供给热量、液体、蛋白质、糖类、脂肪、维生素和矿物质，以满足机体代谢及生长发育需要。

一、肠内营养支持

肠内营养是通过胃肠道提供营养包括经口喂养及管饲喂养。

（一）摄入量

1. 能量　经肠道喂养达到 $439.3 \sim 543.9 kg/ (kg \cdot d)$ ，大部分新生儿体重增长良好。目前认可早产儿须维持能量供应量才能达到理想体重增长速度。

2. 蛋白质　足月儿 $2 \sim 3g/ (kg \cdot d)$ ，早产儿 $3 \sim 4g (kg \cdot d)$ 。

3. 脂肪　$5 \sim 7g/ (kg \cdot d)$ ，占总能量的40%-50%。

4. 糖类　$10 \sim 14g/ (kg \cdot d)$ ，占总能量的40%~50%。

（二）喂养方式

1. 母乳喂养　母乳喂养为新生儿肠内喂养首选。尽可能早期母乳喂养，尤其是早产儿。

2. 人工喂养

（1）奶瓶喂养：适用于34周以上具有完善吸吮和吞咽能力，又无条件接受母乳喂养的新生儿。

（2）管饲喂养：

①适应证：

A. < 32周早产儿。

B.吸吮和吞咽功能不全、不能经奶瓶喂养者。

C.因疾病本身或治疗的因素不能经奶瓶喂养者。

D.作为奶瓶喂养不足的补充。

②管饲方式：有鼻胃管和鼻肠管两种。

③鼻胃管喂养：是管饲营养的首选方法。喂养管应选用内径小而柔软的硅胶或聚亚胺酯导管。

A.推注法：适合于较成熟、胃肠道耐受性好的新生儿，但不宜用于胃食管反流和胃排空延迟者。

B.间歇输注法：采用输液泵输注，每次输注时间可以持续0.5~2h，根据患儿肠道耐受情况间隔1~4h输注。适用于胃食管反流、胃排空延迟和有肺吸入高危因素的患儿。

C.持续输注法：连续20~24h用输液泵输注喂养。此方法仅建议用于上述两种管饲方法不能耐受的新生儿。

④鼻肠管喂养：新生儿一般不采用本喂养途径。

⑤管饲喂养的用量与添加速度见表1-1。

表1-1　新生儿管饲喂养用量与添加速度

出生体重（g）	开始用量[ml/（kg·d）]	添加速度[ml/（kg·d）]
< 1000	10	10~20
1001~1250	10~20	10~20
1251~1500	20	20~30
1501~1800	30~40	30~40
1801~2500	40	40~50
> 2500	50	50

建议最终喂养量达到140~160ml/（kg·d）。

3.**肠道喂养禁忌证**　先天性消化道畸形等原因所致消化道梗阻，怀疑或明确诊断为坏死性小肠结肠炎者为绝对禁忌证；此外，任何原因所致的肠道组织缺氧缺血性变化，在纠正之前暂缓喂养。

4.**微量肠道喂养**

（1）适应证：适用于无肠道喂养禁忌证，但存在胃肠功能不良的新生儿，其目的是促进胃肠道功能成熟，改善喂养耐受性，而非营养性喂养。

（2）应用方法：生后第1天即可开始。以输液泵持续或间歇输注法经鼻胃管输注稀释/标准配方乳或母乳0.5~1.0ml（kg·h）[5~20ml（kg·d）]，5~10d内维持不变。

（三）肠内营养的制剂选择

母乳和婴儿配方乳适合新生儿各种方法和途径的肠道喂养。

1.**母乳**　首选母乳。

2.**早产儿配方乳**　适用于胎龄在34周以内或体重<2kg的早产低体重新生儿，34周以上的可以选用婴儿配方乳。

3.**婴儿配方乳** 适用于胃肠道功能发育正常的足月新生儿。

4.**以水解蛋白为氮源的婴儿配方乳** 适用于肠道功能不全（如短肠和小肠造瘘）和对蛋白质过敏的婴儿。

5.**免乳糖配方乳** 适用于腹泻 > 3d，乳糖不耐受的新生儿及肠道功能不全（如短肠和小肠造瘘）患儿。

6.**特殊配方乳粉** 适用于代谢性疾病患儿（如苯丙酮尿症患儿专用奶粉）。

（四）配方乳配制与保存

配方乳配制前所有容器须高温消毒处理，配制应在专用配制室或经分隔的配制区域内进行，严格遵守无菌操作原则。病房内配置应即配即用。中心配制，应在配置完毕后置4t冰箱储存，喂养前再次加温。常温下放置时间不应超过4h。若为持续输液泵胃肠道喂养或间歇输液泵输注，应每8h更换注射器，每24h更换输注管道系统。

（五）肠内营养的监测（表1-2）

表1-2 新生儿肠内营养检测表

监测项目	参数	开始时	稳定后
摄入量	能量[kJ/（kg·d）]	每日1次	每日1次
	蛋白质[g/（kg·d）]	每日1次	每日1次
喂养管	喂养管位置	每8h1次	每8h1次
	鼻腔口腔护理	每8h1次	每8h1次
	胃/空肠造瘘口护理	每日1次	每日1次
临床症状、体征	胃潴留	每次喂养前	每次喂养前
	大便次数/性质	每日1次	每日1次
	消化道症状	每日1次	每日1次
体液平衡	出入量	每日1次	每日1次
生长参数	体重（kg）	每日1次~隔日1次	每周2次或3次
	身长（cm）	每周1次	每周1次
	头围（cm）	每周1次	每周1次
实验室检查	血常规	每周1次	每周1次
	肝功能	每周1次	隔周1次
	肾功能	每周1次	隔周1次
	血糖	每日1~3次	必要时
	电解质	每日1次	必要时
	粪常规+隐血试验	必要时	必要时
	大便pH	必要时	必要时
	尿比重	必要时	必要时

二、肠外营养支持

肠外营养是指当新生儿不能耐受经肠道喂养时，完全由静脉供给热量、液体、蛋白质、糖类、脂肪、维生素和矿物质等来满足机体代谢及生长发育需要的营养支持方式。

（一）肠外营养液的组成

胃肠道外营养是新生儿治疗学、营养学的一次革命，使不能耐受胃肠道营养或不能进行胃肠道营养的新生儿成活成为可能，大大提高了早产儿及低出生体重儿的成活率，并提高了这些孩子以后的生活质量。肠外营养液基本成分包括氨基酸、脂肪乳剂、糖类、维生素、电解质、微量元素和水。

1.液体入量　因个体而异，须根据不同临床条件，如光疗、暖箱、呼吸机、心肺功能、各项监测结果等而进行调整。新生儿的成熟程度、日龄、不显性失水在不同的环境差别很大，置于辐射台或接受光疗时，不显性失水可增加30%~50%，如用闭式暖箱、湿化氧吸入、气管插管辅助呼吸时不显性失水下降20%~30%。计算液体量须要考虑多种因素配制成1/5~1/6等张液体，总液体在20~24h内均匀输入，建议应用输液泵进行输注。

2.热量　热量需要取决于日龄、体重、活动、环境、入量、器官成熟程度、食物种类等。热量主要是维持基础代谢及生长需要。

如在中性环境，出生1周的婴儿，全静脉营养每日可供209~335kJ/kg；环境温度对新生儿能量消耗影响很大，稍低于中性温度即可增加29.3~33.5kJ/（kg·d）；如需长期静脉营养者，应考虑生长发育需要，机体每生长1g新组织，需20.9kJ热量，达到宫内生长速度即每日增加10~15g/kg，因此热量需要量为每日418~502kJ/kg，以满足生长需要。

需要注意的是，单独增加热量并不能使体重成比例增加，必须在热量、蛋白质、维生素等均匀增加时体重可成比例增加。

3.葡萄糖　在胃肠道外营养液中，非蛋白的能量来源极为重要，可以节省氮的消耗，葡萄糖是理想的来源。但新生儿，尤其是早产儿，对输入葡萄糖的速度和量耐受性差，不同体重及日龄的新生儿葡萄糖的剂量和速度可参考表1-3，开始剂量为4~8mg/（kg·min），按1~2mg/（kg·min）的速度逐渐增加，最大剂量不超过11~14mg/（kg·min）。注意监测血糖。新生儿不推荐使用胰岛素。用周围静脉输液时，葡萄糖浓度一般不超过12.5%。

表1-3　新生儿葡萄糖的剂量和速度

	用量 [g/（kg·d）]	开始的速度 [mg/（kg·min）]	增加量 [g/（kg·d）]	第2周用量	
				用量 [g/（kg·d）]	速度 [mg/（kg·min）]
足月儿	12	8	2	18~20	12~14
早产儿	6~8	4~6	2	16~18	11~13

4.氨基酸　推荐选用小儿专用氨基酸，生后12~24h，即可应用（肾功能不全者除外）。从1.0~2.0g/（kg·d）开始[早产儿建议从1.0g/（kg·d）开始]，按0.5g/（kg·d）的速度逐渐增加，足月儿可增至3g/（kg·d），早产儿可增至3.5g/（kg·d）。

目前常用的是两类晶体氨基酸营养液。

（1）小儿氨基酸液：含18～19种氨基酸，含足量胱氨酸、酪氨酸及牛磺酸。

（2）成人氨基酸液：甘氨酸、蛋氨酸及苯丙氨酸含量很高，早产儿用后易产生高苯丙氨酸、高蛋氨酸血症及高氨血症，对早产儿不利。

5.脂肪乳剂　脂肪乳剂热量高而渗透压不高。即可满足热量需要又可降低所需葡萄糖的浓度，且提供必须脂肪酸，可防止体重不增和生长迟缓，治疗脂肪酸缺乏症。脂肪乳剂出生24h后即可应用，早产儿建议采用20%脂肪乳剂。中长链混合型脂肪乳剂（是一种热量足够，清除较快而不在体内积累和对免疫功能无不良影响的脂肪乳剂）优于长链脂肪乳剂。剂量从0.5～1.0g/（kg·d）开始。足月儿无黄疸者从1.0～2.0g/（kg·d）开始，按0.5g/（kg·d）的速度逐渐增加，总量不超过3g/（kg·d）。

三大营养物质的分配：糖类40%～45%，脂肪40%～50%，蛋白质15%。

6.电解质　应每天供给，推荐需要量见表1-4。

表1-4　肠外营养期间新生儿每日所需电解质推荐

电解质	早产儿[mmol/（kg·d）]	足月儿[mmol/（k·d）]
钠	2.0～3.0	2.0～3.0
钾	1.0～2.0	1.0～2.0
钙	0.6～0.8	0.5～0.6
磷	1.0～1.2	1.0～1.3
镁	0.3～0.4	0.4～0.5

7.维生素　肠外营养时需补充13种维生素，包括4种脂溶性维生素和9种水溶性维生素。临床上一般应用维生素混合制剂。目前还没有含所有维生素的制剂，目前国内常用的有水乐维他，含10种水溶性维生素，使用时加入葡萄糖液中，维他利匹特为婴儿专用，含4种脂溶性维生素，加入脂肪乳液中使用。

8.矿物质及微量元素　由于体内微量元素储存很少，静脉营养应加微量元素。但如静脉营养仅1～2周，或部分静脉营养则只需加锌，如长时间静脉营养则需补充其他微量元素。若无静脉营养的微量元素溶液则可每周给血浆10ml/kg。目前常用的制剂为派达益儿，用于新生儿和婴儿，含锰、镁、铁、锌、铜、碘等，用量为4ml（kg·d）。

（二）监测

目的是评价疗效并及时发现并发症。

1.体重　每周测1～3次，头围每周1次，出入量每日1次，血常规每周1～2次。血葡萄糖、电解质、PCO_2、pH开始2～3d每日测1次，以后每周2次。

2.血　血尿素氮、肌酐、钙、磷、镁、清蛋白、ALT、AST、AKP、总胆红素、胆固醇、三酰甘油，血细胞比容每周或隔周测一次。尿比重、尿量每天测。

3.营养摄入不当表现　能量摄入不足，体重不增。

4.蛋白质摄入过高　血尿素氮升高，代谢性酸中毒。

5.蛋白质摄入不足　血尿素氮降低，清蛋白降低。

6.钙和磷摄入不足或维生素D不足　AKP升高，血钙、磷正常或降低。

7.脂肪不耐受　三酰甘油升高，胆固醇升高。

8.胆汁淤积　直接胆红素升高，AKP升高，转氨酶升高。

（三）肠道外营养的适应证和禁忌证

1.适应证

（1）经胃肠道摄入不能达到所需总热量70%，或预计不能经肠道喂养3d以上。例如，先天性消化道畸形、食管闭锁肠闭锁等。

（2）获得性消化道疾病：短肠综合征、坏死性小肠结肠炎、顽固性腹泻等。

（3）早产儿（低出生体重儿、极低或超低出生体重儿）。

（4）宫外发育迟缓等。

2.禁忌证　出现下列情况慎用或禁用肠外营养。

（1）休克，严重水电解质紊乱、酸碱平衡失调未纠正时，禁用以营养支持为目的的补液。

（2）严重感染、严重出血倾向、凝血指标异常者慎用脂肪乳剂。

（3）血浆TG＞2.26mmol/L时暂停使用脂肪乳剂，直至廓清。

（4）血浆胆红素＞170μmol/L时慎用脂肪乳剂。

（5）严重肝功能不全者慎用脂肪乳剂与非肝病专用氨基酸。

（6）严重肾功能不全者慎用脂肪乳剂与非肾病专用氨基酸。

（四）支持途径

1.周围静脉　由四肢或头皮等浅表静脉输入的方法，适合短期（＜2周）应用。

（1）优点：操作简单，并发症少而轻。

（2）缺点：不能耐受高渗液体输注，长期应用会引起静脉炎。须注意，葡萄糖浓度应≤12.5%。

2.中心静脉

（1）经周围静脉进入中心静脉：由肘部贵要静脉、正中静脉、头静脉或腋静脉置管进入上腔静脉。

①优点：具有留置时间长，减少穿刺次数的优点，并发症发生率较低。

②缺点：护理不当，可能引起导管阻塞、感染等并发症。

③注意：需由经培训的护士、麻醉师或医师进行，置管后须摄片定位；置管后严格按护理常规操作与护理。

（2）经颈内、颈外、锁骨下静脉置管进入上腔静脉。

①优点：置管时间长，可输入高渗液体。

②缺点：易引起与导管有关的败血症、血管损伤、血栓等。

③注意：导管需专人管理，不允许经导管抽血或推注药物，格无菌操作，每24～48h更换导管穿刺点的敷料。

（3）脐静脉插管：

①优点：操作简单，可迅速建立给药通道。

②缺点：插管过深易造成心律失常，引起门静脉系统产生压力增高，影响血流，导致肠管缺血及坏死可能。

③注意：插管需由经培训有经验的医师进行，置管后须摄片定位；置管时间不超过 10d。

（五）输注方式

1.多瓶输液　氨基酸与葡萄糖电解质溶液混合后，以 Y 型管或三通管与脂肪乳剂体外连接后同时输注。

（1）优点：适用于不具备无菌配制条件的单位。

（2）缺点：工作量相对大，易出现血糖、电解质紊乱，不利于营养素充分利用。

（3）注意：脂肪乳剂输注时间应 > 16h。

2.全合一　将所有肠外营养成分在无菌条件下混合在一个容器中进行输注。新生儿肠外营养支持输注方式建议采用全合一方式。

（1）优点：易管理，减少相关并发症，有利于各种营养素的利用，并节省费用。

（2）缺点：混合后不易临时改变配方。

（3）配制：肠外营养支持所用营养液根据当日医嘱在层流室或配制室超净台内，严格按无菌操作技术进行配制。

（4）混合顺序：①电解质溶液（10%NaCl、10%KC1、钙制剂、磷制剂）、水溶性维生素、微量元素制剂先后加入葡萄糖溶液或/和氨基酸溶液；②将脂溶性维生素注入脂肪乳剂；③充分混合葡萄糖溶液与氨基酸溶液后，再与经步骤②配制的脂肪乳剂混合；④轻轻摇动混合物，排气后封闭备用。保存：避光、4T 保存，无脂肪乳剂的混合营养液尤应注意避光。建议现配现用。国产聚氯乙烯袋建议 24h 内输完。乙烯乙酸乙酰酯袋可保存 1 周。

（5）注意：①全合一溶液配制完结后，应常规留样，保存至患者输注该混合液完毕后 24h；②电解质不宜直接加入脂肪乳剂液中，注意全合一溶液中一价阳离子电解质浓度不高于 150mmol/L，二价阳离子电解质浓度不高于 5mmol/L；③避免有肠外营养液中加入其他药物，除非已经过配伍验证。

（六）肠道外营养的并发症

1.胆汁性肝炎　肠道外营养应用 2 周以上常见，但多为一过性，临床表现为黄疸，直接胆红素、AKP、转氨酶升高。

处理：

（1）排除其他原因引起的肝功能不全。

（2）尽量给予肠道营养，即使量极少亦可促进胆汁分泌。

（3）减少氨基酸输入量。

（4）降低葡萄糖输注速度。

（5）继续输入脂肪乳，维持血浆三酰甘油在 2.26mmol/L 或以下。

（6）可试用熊去氧胆酸治疗。

2.代谢异常　高血糖、低血糖、过量氨基酸输入可产生代谢性酸中毒、氮血症、血、尿氨基酸水平增高，并可影响神经系统发育。

3.代谢障碍

（1）高胆红素血症，游离脂肪酸可与胆红素竞争清蛋白，增加核黄疸危险。

（2）影响肺功能，大量脂肪输入，电镜下可见脂肪滴沉积于毛细血管、肺泡巨噬细胞、肺小动脉。在严重肺功能不全和低氧血症，需 $FiO_2 > 0.6$ 者，可影响肺功能，应限制使用。

（3）高脂血症和高胆固醇血症，与患儿成熟度有关，宜减量并监测。

（4）感染，脂肪输入增加感染机会：脂肪使中性粒细胞功能受抑制；细菌、真菌易在脂肪乳中生长；无菌技术不严格。

目前认为输入脂肪的并发症与输入速度有关，如速度 $> 0.2g/(kg \cdot h)$，将发生 PaO_2 下降，肺动脉压力升高，右向左分流，中性粒细胞功能降低。

三、肠内联合肠外营养支持

生后第1天即可开始肠内喂养（存在肠内喂养禁忌证者除外），不足部分由肠外营养补充供给。

肠外营养补充热量计算公式 $PN=(1-EN/110) \times 70$

式中，PN、EN单位均为 $kcal/(kg \cdot d)$（110为完全经肠道喂养时推荐达到的热量摄入值）。

第二章　循环系统疾病

第一节　新生儿持续肺动脉高压

出生后胎儿心血管系统必须很快适应宫外生活的新需求，其循环的转换障碍在新生儿肺动脉高压的发生中起重要作用。如果不能顺利实现出生后肺血管阻力（PVR）的持续下降，可引起持续肺动脉高压（PPHN）。PPHN指生后肺血管阻力持续性增高，肺动脉压超过体循环动脉压，使由胎儿型循环过渡至正常"成人"型循环发生障碍，而引起的心房和（或）动脉导管水平血液的右向左分流，临床出现严重低氧血症等症状。PPHN多见于足月儿、近足月或过期产儿，但是早产儿亦可出现肺血管阻力的异常增高。该病已成为新生儿监护病房（NICU）的重要临床问题，可出现多种并发症，包括死亡、神经发育损伤和其他问题。

一、生后循环的转换和PPHN的病因及机制

（一）出生后循环的转换

生后循环转换指生后数分钟至数小时的循环调整，也是生后生理变化最明显的时期。当肺血管阻力由胎儿时期的高水平降至生后的低水平时，肺血流可增加8倍，以利于肺气体交换。

生后的肺充气扩张是肺血流动力学变化的主要因素。相关促进生后肺阻力降低的事件包括：①肺的通气扩张；②氧的作用：生后血氧分压的增加可进一步降低肺血管阻力；③脐带的结扎：脐带结扎使新生儿脱离了低血管阻力的胎盘，使体循环阻力增加。

（二）PPHN的相关病因和机制

1.宫内慢性缺氧或围产期窒息　是最常见的相关发病因素。宫内慢性缺氧和窒息可致eNOS及Ca^{2+}敏感钾通道基因表达降低，而后者是介导肺血管扩张的重要递质；血小板衍化生长因子（PDGF）也是较强的平滑肌细胞促分裂素，它在慢性肺高压的肺平滑肌增生中起重要作用。慢性缺氧可致肺小动脉的重塑和异常肌化；生后急性缺氧可致缩血管递质的释放以对抗生后肺血管的扩张。

2.肺实质性疾病　常见有呼吸窘迫综合征（RDS）、胎粪吸入综合征（MAS）和肺炎等，它们可因低氧而出现肺血管收缩、肺动脉高压。上述情况虽然与肺血管的暂时性痉挛有关，但与新生儿的胎龄（成熟度）有较大关系，所以PPHN常发生在足月儿或过期产儿，早产儿相对少见，如有，也多见于有宫内生长受限的早产儿。

3.肺发育不良　包括肺实质及肺血管发育不良，如肺泡毛细血管发育不良，肺实质发育低下和先天性膈疝，后者常存在肺动脉平滑肌可溶性鸟苷酸环化酶（sGC）活性降低，使血管反应性降低。

4.心功能不全 病因包括围产期窒息、代谢紊乱、宫内动脉导管关闭等；母亲在产前接受非类固醇类抗感染药物如布洛芬、吲哚美辛和阿司匹林等。环氧化酶抑制剂能减少花生四烯酸的合成，使动脉导管过早关闭。因宫内动脉导管关闭，可致外周肺动脉的结构重塑，肺动脉肌化、肺血管阻力增高而导致PPHN的发生。

5.肺炎或败血症 由于细菌或病毒、内毒素等引起的心脏收缩功能抑制、内源性NO的抑制、血栓素和白细胞三烯的释放、肺微血管血栓、血液黏滞度增高、肺血管痉挛等。

6.遗传因素 在PPHN发病中的作用仍不十分清楚，相关报道并不多。内源性NO在调节肺血管张力及生后循环的转换中起重要作用。尚未发现/VOS基因多态性与PPHN的相关性，但在PPHN患者可出现eNOS表达的降低。2001年，Pearson在新英格兰医学杂志首次报道了氨基甲酰磷酸合成酶基因多态性与PPHN的关系，该基因的多态性与尿素循环中间产物精氨酸和瓜氨酸水平相关，在新生儿期尿素循环尚未发育完善，由于遗传因素而致的氨基甲酰磷酸合成酶功能低下，使精氨酸和瓜氨酸水平的下降可影响NO的产生，最终导致PPHN的发生。这项研究为进一步探讨遗传因素在PPHN的发病提供了新的思路。

7.母亲孕期用药 如阿司匹林、吲哚美辛等引起宫内胎儿动脉导管早期关闭，继发肺血管增生所致的肺动脉高压已比较明确。对于早产儿，产后应用布洛芬预防动脉导管开放（PDA）也可引起PPHN。最近的临床研究显示，母亲在孕期使用选择性5-羟色胺再摄取抑制剂（SSRI）如百优解抗抑郁治疗，可使新生儿PPHN的发病率增加，其中在孕20周之后仍使用该药显著增加PPHN的发生，而在孕20周前应用该药或在孕期任何时间应用非SSRI类抗抑郁药并不增加PPHN的发生。因为SSRI在孕妇应用相对比较多，应引起注意。

8.其他 孕妇及新生儿甲状腺功能亢进可直接或间接影响肺血管的成熟、内源性舒血管物质的代谢、氧耗、血管平滑肌的反应性及表面活性物质的产生，由此而导致严重的PPHN已有报道。

（三）PPHN发病的病理形式

PPHN并不是一种单一的疾病，而是由多种因素所致的临床综合征，因此对不同病因及不同病理生理改变的PPHN，临床处理、治疗反应往往有差异。了解PPHN的发病相关因素对治疗方法的选择、疗效估计和预后判断有重要意义。PPHN的病理生理基本有三种形式：

1.肺血管适应不良 指肺血管阻力在生后不能迅速下降，而其肺小动脉数量及肌层的解剖结构正常。肺血管阻力的异常增加是由于肺实质性疾病如胎粪吸入综合征（MAS）、RDS、围产期应激如酸中毒、低温、低氧、高碳酸血症等引起；这些患者占PPHN的大多数，其肺血管阻力增高属对急性损伤的异常适应，其改变是可逆的，对药物治疗常有反应。

2.肺血管发育不良 指在宫内表现为平滑肌从肺泡前生长至正常无平滑肌的肺泡内动脉，而肺小动脉的数量正常，属于对慢性损伤的代偿，也属于适应不良。由于血管平滑肌肥厚、管腔减小使血流受阻。慢性宫内缺氧可引起肺血管重塑和中层肌肥厚；宫内胎儿动脉导管早期关闭（如母亲应用阿司匹林、吲哚美辛等）可继发肺血管增生；对于这些患者，治疗效果较差。

3.肺血管发育不全 指气道、肺泡及相关的动脉数减少，血管面积减小，使肺血管阻力增加。胸部 X 线片见肺血管纹少，肺野相对清晰，故可称为"黑色肺"PPHN。该型 PPHN 的病理改变可见于先天性膈疝、肺发育不良等，其治疗效果最差。

二、PPHN 的临床表现和诊断

（一）临床表现

患者多为足月儿或过期产儿，可有羊水被胎粪污染、围产期窒息、胎粪吸入等病史。生后除短期内有窘迫外，在生后 24h 内可发现有发绀，如有肺部原发性疾病，患儿可出现气急、三凹和呻吟，动脉血气显示严重低氧，二氧化碳分压相对正常。应强调在适当通气情况下，任何新生儿早期表现为严重的低氧血症与肺实质疾病的严重程度或胸部 X 线表现不成比例，并除外气胸及先天性心脏病时均应考虑 PPHN 的可能。

PPHN 患儿常表现为明显发绀，一般吸氧不能缓解；通过心脏听诊可在左或右下胸骨缘闻及三尖瓣反流所致的收缩期杂音。因肺动脉压力增高而出现第二心音增强。

当新生儿在人工呼吸机应用时，呼吸机参数未变而血氧分压不稳定应考虑有 PPHN 可能。当有肺实质性疾病存在通气/血流失调时，也可出现血氧分压的不稳定，故该表现也不是 PPHN 所特有。

（二）相关的诊断方法

1.诊断试验

（1）高氧试验：新生儿发绀可由多种原因引起。高氧吸入试验的目的是将 PPHN 或发绀型先天性心脏病与肺部疾病所致的发绀进行鉴别。肺部疾病所出现的发绀常由 V/Q 失调引起，在高氧浓度（如 100%）吸入后可出现血氧分压的显著上升。临床常以头匣或面罩吸入 100% 氧 5～10 分钟，如缺氧无改善提示存在 PPHN 或发绀型心脏病所致的右向左血液分流存在。如血氧分压大于 150mmHg，则可排除大多发绀型先天性心脏病；但氧分压小于 150mmHg 也不能将 PPHN 或发绀型先天性心脏病作出鉴别。高氧试验的持续时间不宜过长，因很多发绀性先天性心脏病在高氧吸入后肺血管阻力（PVR）降低，属禁忌。

（2）高氧高通气试验：PPHN 或发绀型先天型心脏病由于均存在右向左分流，在一般吸氧后血氧分压常无明显改善。在 PPHN，如能使肺血管阻力暂时下降则右向左分流可显著减少，血氧改善；而在发绀性先天性心脏病，血氧分压不会改善。高氧高通气试验的具体方法是：对高氧试验后仍发绀者在气管插管或面罩下行皮囊通气，频率为 100～150 次/min，持续 5～10min，使血二氧化碳分压下降至"临界点"（30～20mmHg），此时血氧分压可显著上升，可大于 100mmHg，而发绀型心脏病患者血氧分压增加不明显。如需较高的通气压力（＞40cmH$_2$O）才能使血二氧化碳分压下降至临界点，则提示 PPHN 患儿预后不良。

2.辅助检查

（1）动脉导管开口前后血氧分压差：PPHN 患者的右向左分流可出现在心房卵圆孔水平或动脉导管水平，或两者均有。当存在动脉导管水平的右向左分流，动脉导管开口前的血氧分压高于开口后的血氧分压。可同时检查动脉导管开口前（常取右桡动脉）及动脉导管开口后的动脉（常为左桡动脉、脐动脉或下肢动脉）血氧分压；当两者差值 ＞15～20mmHg 或两处的经皮血氧饱和度差 ＞5%～10%，又同时能排除先天性心脏病时，提示患儿有 PPHN 并存在动脉导管水平的右向左分流。当PPHN患者的右向左分流不在动脉导管水平而只存在心房水平，上述试验的血氧差别可不出现，但此时也不能排除PPHN可能。

（2）胸部X线摄片：常为正常或与肺部原发疾病有关。心胸比例可稍增大，肺血流减少或正常。

（3）心电图：可见右室占优势，也可出现心肌缺血表现。

（4）超声多普勒检查：该项检查已作为PPHN诊断和评估的主要手段。可排除先天性心脏病的存在；证实心房或动脉导管水平右向左分流；提供肺动脉高压程度的定性和定量证据并可进行一系列血流动力学评估。

可用M超或多普勒方法测定右室收缩前期与右室收缩期时间的比值（PEP/RVET），比值增大提示肺动脉压力增高；或以多普勒方法测定肺动脉血流加速时间（AT）及加速时间/右室射血时间比值（AT/RVET）。测定值缩小，提示肺动脉高压。但是，上述方法特异性相对较差，近年来已被彩色多普勒方法逐渐取代。

以二维彩色多普勒超声在高位左胸骨旁切面显示开放的动脉导管，根据导管水平的血流方向可确定右向左分流、双向分流或左向右分流。也可将多普勒取样点置于动脉导管内，根据流速，参照体循环压，以简化伯努利方程（压力差=4×速度^2）计算肺动脉压力。

因绝大多数新生儿，尤其是围产期有窒息或肺阻力增加者可出现心脏三尖瓣收缩期的反流。常利用肺动脉高压患者的三尖瓣反流，以连续多普勒测定反流速度，以简化伯努利方程，计算肺动脉压：肺动脉收缩压=4×反流血流速度^2+CVP（假设CVP为5mmHg）。其基本原理是：当肺动脉瓣正常时，右心室收缩压与肺动脉收缩压相同；当三尖瓣存在反流时，收缩期右室血反流进入右心房，其进入的速度与房—室压力差有关；利用连续多普勒测定反流速度可计算出相应的压力差值。当肺动脉收缩压≥75%体循环收缩压时，可诊断为肺动脉高压。

以彩色多普勒直接观察心房水平经卵圆孔的右向左分流，如不能显示，还可采用2～3ml生理盐水经上肢或头皮静脉（中心静脉更佳）快速推注，如同时见"雪花状"影由右房进入左房，即可证实右向左分流，后者方法目前临床已很少应用。

其他：以多普勒测定左或右肺动脉平均血流速度，流速降低提示肺血管阻力增加，肺动脉高压，系列动态观察对评估PPHN的治疗效果有意义。

（5）其他监测指标：

①血氧指标：尽管新生儿肺动脉高压诊断的直接证据很重要，临床上常以患儿的动脉血氧状态作为PPHN程度估计和疗效评价的重要指标。PaO$_2$测定是最简单和直接的指标。当吸入氧浓度为100%时，PaO$_2$仍低于50mmHg，对PPHN病死率的预测特异性达90%以上。其他氧合评估指标有：氧合指数（OI），肺泡—动脉氧分压差（A–aDO$_2$）等（详见吸入NO治疗）。

②心室压力增高的间接证据：脑性利钠肽（BNP）在成人心血管疾病中常被作为心功能不全的监测指标。BNP由心室分泌，在心室充盈压力增高时分泌增加。临床研究显示，PPHN急性期血浆BNP水平显著增高，而非PPHN的呼吸系统疾病或正常新生儿BNP不增高，

且与氧合指数（OI）有较好的相关性。因此，血BNP水平可作为PPHN的鉴别诊断、病情监测和预后判断的快速监测指标。在PPHN缺乏超声诊断条件时，进行BNP监测有一定临床诊断和鉴别诊断价值。

总之，PPHN的诊断可根据临床表现、体检及辅助检查和诊断试验（高氧试验、高氧高通气试验等）作出。在各种检查中超声多普勒检查有重要地位。有新生儿监护病房设施的单位一般均由超声多普勒检查设备，应推荐用床边超声检查。用该方法能排除先天性心脏病的存在，并能评估肺动脉压力。目前较多采用的方法是利用肺动脉高压患儿的三尖瓣反流，以连续多普勒测定反流流速，以简化伯努利方程计算肺动脉压，当肺动脉收缩压≥75%体循环收缩压时，可诊断为肺动脉高压。

三、治疗

低氧性呼吸衰竭和PPHN有较高的病死率和并发症，治疗的目标是纠正低氧血症，同时尽可能减少由于呼吸治疗本身而出现的并发症。经典（传统）的治疗手段有人工呼吸机的高通气、纠正酸中毒或碱化血液、纠正体循环低血压或给以正性肌力药物或液体扩容。近年来发展的新治疗方法如一氧化氮吸入（iNO）、表面活性物质应用等已显著改善了该病的预后。新型的治疗方法，如血管扩张剂、抗氧化剂治疗等仍在不断地探索中，并有一定的前景。上述传统的治疗手段在临床上已取得了较好的效果，但是遗憾的是，除iNO和表面活性物质治疗有经随机对照研究的循证医学证据外，其他治疗方法尚缺乏RCT研究证实，其治疗的潜在缺点也逐渐引起了人们的重视。

（一）机械通气治疗

自1983年以来，采用气管插管人工呼吸机进行高通气以降低肺动脉压力一直是治疗PPHN的主要方法之一。通过机械通气使血氧分压维持正常或偏高，同时使血二氧化碳分压降低，以利于肺血管扩张和肺动脉压的下降。既往所谓的高通气一般是将$PaCO_2$降至25mmHg，维持$PaO_2 > 80$mmHg，患儿经心导管监测可见肺动脉压力的显著下降。新生儿肺血管对氧的反应不稳定，低氧性肺血管痉挛可引起致命性的肺血管阻力增加；为减少血氧的波动，临床医生常倾向于将氧分压稳定在较高的水平；同时，在呼吸机参数撤离过程中，氧的调节也应逐渐降低，以免出现反应性肺血管痉挛。但尚无临床证据提示目标血氧分压超过70～80mmHg对患儿更为有利。

关于机械通气时呼吸机的调节，如患者无明显肺实质性疾病，呼吸频率可设置于60～80次/min，吸气峰压力25cmH$_2$O左右，呼气末正压2～4cmH$_2$O，吸气时间0.2～0.4s；当有肺实质性疾病，可用较低的呼吸机频率，较长的吸气时间，呼气末正压可设置为4～6cmH$_2$O。近年来考虑到高氧的潜在不良反应，有学者尝试较温和的通气。在20世纪末报道的吸入NO治疗PPHN的多中心研究资料中，将NO应用前的PaO_2维持在 > 80mmHg，$PaCO_2$30～35mmHg，以降低肺动脉压力。但是，随着对高氧和低碳酸血症危害的研究深入，发现高氧可引起活性氧（ROS）增加；低$PaCO_2$可显著降低脑血流，尤其在早产儿可增加脑室周白质软化（PVL）的发生机会；研究还发现曾经由于高通气治疗而有明显低碳酸血症者，听力异常的机会显著增加，这些资料均提示在PPHN的治疗中应该避免过高的血氧分压和过度的低$PaCO_2$。教科书中有关PPHN的治疗中也逐步修改了治疗时对$PaCO_2$和pH的要求，如在Manual of Neonatal Care（Boston）1998年版提出将$PaCO_2$维持在35~40mmHg；而在该书的2004和2008版，修改为35~45mmHg。近年来也有学者将PPHN的血气目标$PaCO_2$维持在35~50mmHg。

如氧合改善不理想时，可试用高频震荡人工呼吸机（HFOV）。PPHN伴有肺实质性疾病时，呼吸治疗应考虑针对原发病而采取不同的策略，而高频通气常用于严重肺实质性疾病所致的呼吸衰竭。在PPHN需要用吸入NO治疗时，HFOV能复张更多的肺泡而有利于NO的递送。

（二）应用碱性液体提高血pH

酸中毒时肺血管阻力增加，通过提高血pH以降低肺血管阻力是临床治疗PPHN的常用手段。可通过高通气降低血二氧化碳分压或（和）应用碳酸氢钠液体提高血pH，但两者的意义不同。碱性液体的应用有高钠、CO_2产生增加等不良反应。实验研究证实如需显著降低肺血管阻力，pH需达到7.60以上，$PaCO_2$需降低至25mmHg以下，而此时治疗的相关风险，如脑血流的减少和听力损伤的潜在并发症机会增加。传统的方法是将血pH提高至7.45~7.55，目前主张将其保持在7.35~7.45即可。

（三）提高体循环压力

PPHN的右向左分流程度取决于体循环与肺循环压力差，提高体循环压有利于减少右向左分流。维持正常血压，将动脉收缩压维持在50~75mmHg，平均压在45~55mmHg。当有容量丢失或因血管扩张剂应用后血压降低时，可用生理盐水、5%的蛋白、血浆或输血；为增加心肌收缩力，常使用正性肌力药物，如多巴胺2~10μg/（kg·min）、多巴酚丁胺2~10μg/（kg·min）、肾上腺素0.03~0.10μg/（kg·min）。

（四）镇静和镇痛

因儿茶酚胺释放能激活肾上腺能受体，使肺血管阻力增加，临床上对PPHN常使用镇静剂以减少应激反应。可用吗啡：每次0.1~0.3mg/kg或以0.1mg/（kg·h）维持；或用芬太尼3~8μg/（kg·h）维持。必要时用肌松剂，如潘可龙每次0.lmg/kg，维持量为0.04~01mg/kg，每1~4小时1次。

（五）扩血管药物降低肺动脉压力

PPHN可由肺血管发育不良、发育不全或功能性适应不良所致，药物治疗目的是使肺血管平滑肌舒张、血管扩张。目前临床和实验研究主要集中在对调节肺血管张力的三条途径进行探索：包括NO、前列环素及内皮素在肺血管张力的调节及相关类似物或阻滞剂的应用。

1.吸入NO治疗（iNO）　NO吸入是目前唯一的高度选择性的肺血管扩张剂。在20世纪90年代初，Roberts和Kinsella首次报道将NO吸入用于PPHN。美国多中心研究显示，对PPHN患者早期应用NO吸入能使氧合改善，减少体外膜氧合（ECMO）的应用；治疗后长期的神经系统随访也未见明显异常；近年来还有资料显示iNO治疗后的早产儿脑性瘫痪的发生率有所减少。

（1）NO吸入降低肺动脉压的原理：NO是血管平滑肌张力的主要调节因子，已证实它就是内皮衍生舒张因子（EDRF）；出生后的肺血管阻力下降有NO的介导参与。内源性NO由

L-精氨酸通过一系列酶反应而产生。NO通过与鸟苷酸环化酶的血红素组分结合，激活鸟苷酸环化酶，使cGMP产生增加，后者可能通过抑制细胞内钙激活的机制，使血管和支气管平滑肌舒张。当NO以气体形式经呼吸道吸入后，能舒张肺血管平滑肌，而进入血液的NO很快被灭活，使体循环血管不受影响。NO与血红素铁有高度亲和力，包括还原型血红蛋白，结合后形成亚硝酰基血红蛋白（NOHb），后者被氧化成高铁血红蛋白，高铁血红蛋白被进一步还原成硝酸盐及亚硝酸盐通过尿液、少量通过唾液和肠道排泄。由于NO在血管内的快速灭活，它对体循环不产生作用。这与传统的扩血管药物不同。吸入NO治疗的临床实践证明，它能选择性降低肺动脉压，能改善通气血流比值，降低肺内或肺外分流，使患儿氧合改善。

（2）NO吸入方法：

①NO气源：NO气体在自然界普遍存在，是不稳定的高亲脂性自由基，并有轻微的金属气味。NO通过雷电和石化燃料的燃烧产生。大气中NO的浓度常在10～100ppb(10亿分之一)。商品化的NO气体通过硝酸与二氧化硫反应生成。NO一旦合成，常与高纯度的氮气混合，以2000psi的压力储存于铝合金钢瓶中。医用NO气源浓度常为400或800ppm(百万分之一)。

②吸入NO的连接方法与浓度估算：NO吸入通常经人工呼吸机辅助通气完成。NO接入人工呼吸机有多种方法，各有其特点：

呼吸机前混合：将NO气体与氮气分别连接外接混合器，再接入呼吸机的"空气"入口，通过调节外接混合器及呼吸机混合器，获得所需的NO吸入浓度。此方法能较均匀地将NO与吸入气混合，能精确达到所需的吸入浓度，不受呼吸形式、潮气量、每分通气量、流量等影响。但当呼吸机内容量较大时，NO与O_2的接触机会增加，会导致NO_2的产生增加；混合器及呼吸机内部的气体溢出可致NO气体污染室内空气。此外，使用此方法常需消耗较多的NO气源。

将NO气体加入呼吸机的输出端混合。用此法混合时，应将NO气体加入到呼吸机输出端的近端，使气体到达患者端前已充分混合。混合气体的NO浓度估算如下：混合后NO浓度=（NO流量×气源浓度）/（NO流量＋呼吸机流量），或所需NO流量=呼吸机流量＋[（NO气源浓度÷所需NO浓度）−1]。此混合方法相对节约NO气源；NO与O_2的接触时间少，因此NO_2产生较少。其缺点是当每分通气量、流量变化时，实际NO吸入浓度会相应波动。

（3）吸入NO时的浓度监测：由于NO吸入浓度受潮气量、吸入氧浓度、气源浓度等影响，高浓度NO吸入可致肺损伤，精确的NO吸入浓度常需持续监测。NO与氧反应可生成NO_2，后者对肺损伤更为明显。当$NO_2 \geq 2ppm$时，可使气道反应性增加。由于NO_2可与水反应生成HNO_3，它在肺内停留时间很长，被肺上皮细胞吸收，导致损伤。临床上常用化学发光法或电化学法监测吸入气NO/NO_2浓度。应用时应注意将测量探头连接于近患者端；测量前需用标准NO/NO_2气体将仪器校正。为精确反映混合后气体NO/NO_2浓度，至少应将NO/NO_2探头连接于离气源加入端30cm以上的近患者端。

（4）NO吸入适应对象：20世纪90年代初，Roborts和Kinsella分别报道将NO吸入用于PPHN。患儿在常规治疗包括高氧、高通气、碱性药物，提高体循环压等措施后低氧血症仍明显，或需很高的呼吸机参数才能维持时，可采用NO吸入治疗。或在有条件者以超声检查排除先天性心血管畸形，并证实肺动脉高压同时低氧血症明显，如氧合指数（OI）>25常是iNO的应用指征。表现为卵圆孔和（或）动脉导管水平的右向左分流或经三尖瓣反流估测肺动脉压为>75%体循环压时，可考虑用NO吸入治疗。

先天性膈疝伴有肺发育不良并发PPPN时可用NO吸入治疗，但有严重的肺发育不良时，疗效往往较差，仅35%左右患儿有效。

早产儿呼吸窘迫综合征可并发PPHN，低氧血症难以纠正时可试用iNO。

新生儿左向右分流先天性心脏病患者常有肺动脉压增高，由于体外循环手术常有肺内源性NO产生减少，此时可用较低剂量NO吸入维持，以降低肺血管阻力。在体外循环手术后常可出现肺动脉高压并发症而需要用镇静剂、人工呼吸机高通气甚至体外膜肺（ECMO）治疗。对这些术后患儿可应用NO吸入，使肺动脉压下降。但对先天性心脏病患者进行NO吸入治疗前应明确其存在的解剖畸形性质。某些畸形，如永存动脉干、左心发育不良综合征、单心室等常依赖较高的肺循环阻力以平衡体/肺循环，维持体循环氧合。此时如吸入NO，可致命。

对于其他多种原因引起足月儿严重低氧性呼吸衰竭，经常规呼吸机、血管活性药物、高频呼吸机等治疗后可能仍有低氧血症而最终需ECMO治疗。因吸入NO只扩张有通气之肺血管，故它不仅能降低肺动脉压，还能改善通气/血流比值。有报道在iNO治疗氧合可有所改善，但对这方面的临床研究还需进一步深入。

（5）吸入NO的剂量调节：虽然NO吸入有一定的剂量—效应关系，一般在吸入浓度大于80PPm时效应增加不明显，而相应的不良反应明显增加。考虑到NO及NO_2的潜在毒性作用，应尽可能用较小的剂量以达到临床所需的目的。临床对PPHN的常用剂量为20ppm，可在吸入后4h改为5~6ppm维持，一般不影响疗效，并可以此低浓度维持至24h或数天，一般小于2周。对于NO有依赖者，可用较低浓度如1~2ppm维持，最终撤离。

（6）吸入NO的撤离：尽管没有统一的NO撤离方式，一般在PPHN患儿血氧改善，右向左分流消失，吸入氧浓度降为0.4~0.45，平均气道压力小于$10cmH_2O$时可考虑开始撤离NO。长时间吸NO会抑制内源性NO合酶，故iNO应逐渐撤离。在吸入浓度较高时，可每4h降低NO 5ppm，而此时吸入氧浓度不变。在撤离时要监测动脉血气、心率、血压及氧饱和度。如患者能耐受，逐渐将NO撤离。在撤离时如氧饱和度下降超过10%或其值低于85%，可提高吸入氧浓度10%~20%，NO应再增加5ppm，在30min后可考虑再次撤离。当iNO<5ppm时，撤离时每次降1ppm，以免引起肺动脉高压的反跳。

（7）吸入NO的疗效评价：NO吸入后患儿可即刻出现血氧改善，也可缓慢地变化。其反应性不同取决于肺部疾病、心脏功能及体循环血流动力学在病理生理中所起的不同作用。一般在入选时的OI在15~25者，治疗反应较OI>25者更好。临床上新生儿在NO吸入后可出现下列反应：

①吸入后氧合改善并能持续。

②吸入后氧合改善，但不能持续。

③吸入后氧合改善并能持续，但产生对NO吸入的依赖。

④吸入后氧合无改善，或者恶化。

iNO疗效差的可能原因有：

①新生儿低氧不伴有肺动脉高压。

②有先天性心血管畸形而未被发现，如完全性肺静脉异位引流、主动脉缩窄、肺毛细血管发育不良等。

③败血症引起的心功能不全伴左心房、室及肺静脉舒张末压增高。

④存在严重的肺实质性疾病，吸入NO有时反而使氧合恶化。

⑤严重肺发育不良。

⑥血管平滑肌反应性改变。

评价吸入NO对氧合改善的疗效时可采用：氧合指数（OI），可作为动态疗效观察手段。OI涉及呼吸机参数、吸入氧浓度及血氧分压等综合因素，即：

$$OI = 平均气道压力(cmH_2O) \times 吸入氧浓度 + 动脉氧分压(mmHg)$$

NO吸入治疗是一连续的过程，单独某个时间点的OI尚不能全面反映疗效。可采用动态观测OI的方法，即TWOI。该方法计算OI的下降值（下降为负数，上升为正数）与时间的积分值，再除以观测时间（小时），当结果值为负数时，提示氧合改善，负值越大，改善越显著；当结果值为正数时，提示氧合恶化。

（8）吸入NO毒性机制及防治方法：一般来说，目前临床应用的NO吸入剂量是安全的，也未见长期不良反应。NO本身为一种自由基，大剂量吸入对肺有直接损伤作用，但吸入浓度在80ppm以内，数天吸入后尚未见对肺毒性作用的报道。但为安全起见，呼吸机的呼出气端口应连接管道，将废气引出室外或以负压装置吸出。

NO与氧结合后可产生NO_2，后者50%~60%可滞留于肺，与水结合形成HNO_3被肺上皮细胞吸收，对其有直接损伤作用。NO_2的生成取决于NO浓度的平方与氧浓度。此外，NO与NO_2反应可产生三氧化二氮，后者是水溶性的，形成硝酸盐及亚硝酸盐，这也参与了对肺的损伤。5ppmNO_2吸入4h，即可对肺造成轻度炎症；长期暴露于NO_2还可使气道功能减退、感染的易感性增加。临床上所用NO吸入浓度很少使NO_2超过2ppm。为减少NO_2产生，可将呼吸机流量降至8~12L/min，以减少NO的加入量。通过有效地监测NO、NO_2浓度，其毒性作用是可以避免的。另外，吸入NO还可产生以下副作用：

①高铁血红蛋白的产生：NO与血红蛋白的亲和力较一氧化碳与血红蛋白的亲和力大280~1500倍，与还原型血红蛋白的结合力较氧合型高5~20倍。高铁血红蛋白血症的产生取决于患者的血红蛋白浓度及氧化程度、高铁血红蛋白还原酶的活性及最终的NO吸入量。一般短期应用吸入NO，其浓度在20~80ppm时，高铁血红蛋白很少超过2%。数天应用后可有所增高，但较少超过10%及出现临床症状；当高铁血红蛋白明显增高时，如超过7%，可静脉应用维生素C 500mg和输血进行治疗。

②其他不良反应：在应用吸入NO后可出现出血时间延长。这可能与血小板功能有关。其机制可能与血小板内的cGMP激活有关。对有出血倾向者，尤其是早产儿，在吸入NO过程中应密切观察。

2.其他扩血管药物降低肺动脉压力 一般扩血管药物往往不能选择性扩张肺动脉，其临床疗效常有限。iNO是治疗PPHN的"金标准"，但是由于NO吸入需投入的费用常较高，有人提出有必要对在这个"NO时代"被遗忘的药物治疗方法做重新考虑。可试用：

（1）硫酸镁：能拮抗Ca^{2+}进入平滑肌细胞；影响前列腺的代谢；抑制儿茶酚胺的释放；降低平滑肌对缩血管药物的反应。硫酸镁剂量为：负荷量200mg/kg，注射30min；维持量为50～150mg/（kg·h），可连续应用1～3d，但需监测血钙和血压，以免出现体循环低血压。硫酸镁有镇静作用，故在应用后12～24h应逐渐撤离已在使用的吗啡、芬太尼等镇静剂。

（2）妥拉唑啉：有胃肠道出血、体循环低血压等不良反应，已较少用于PPHN。

（3）前列腺素与前列环素：在动物实验，前列腺素D_2能降低肺血管阻力30%，而在PPHN常不能显著降低肺血管阻力或改善氧合。前列环素（PGI_2）：PPHN患者在前毛细血管存在前列环素合成酶缺乏；PGI_2能增加牵张引起的肺表面活性物质的分泌；在低氧时，PGI_2对降低肺血管阻力尤其重要；近年来证实气管内应用PGI_2能选择性降低肺血管阻力；PGI_2与磷酸二酯酶5抑制剂联合应用有协同作用。此外，较稳定的拟前列环素药物如伊洛前列素和依前列醇对原发性肺动脉高压及小儿先天性心脏病并发肺动脉高压均有显著的作用，它们的半衰期分别为30min和2min，其中iloprost吸入给药具有较好的肺血管选择性，推荐剂量：0.5μg/kg，吸入5min，每4h1次，这是对PPHN患者无NO吸入治疗条件时是一种较好的替代方法。目前也有口服前列环素，如贝前列素（BPS），剂量为每次1μg/kg，每6h1次，经胃管注入。

（4）肺表面活性物质：成功的PPHN治疗取决于呼吸机应用时保持肺的最佳扩张状态。低肺容量引起间质的牵引力下降，继而肺泡萎陷，FRC下降；而肺泡过度扩张引起肺泡血管受压。因均一的肺扩张，合适的V/Q对PPHN的治疗关系密切，肺表面活性物质应用能使肺泡均匀扩张，肺血管阻力下降而显示其疗效。临床研究显示，低氧性呼吸衰竭和PPHN患儿在表面活性物质应用后需进行ECMO治疗的机会减少，其中对OI值在15～22者效果最好。此外，PPHN患者常伴有胎粪吸入性肺炎，胎粪可引起肺表面活性物质灭活，产生继发性表面活性物质缺乏，使缺氧及肺动脉高压加重，这也是对PPHN应用表面活性物质替代的依据。

（5）磷酸二酯酶抑制剂：NO引起的肺血管扩张在很大程度上取决于可溶性cGMP的增加。抑制鸟苷酸环化酶活性可阻断NO供体的作用，提示该途径对NO发挥作用很重要。cGMP通过特异性磷酸二酯酶（PDE-5）灭活，故抑制磷酸二酯酶活性有"放大"NO作用的效果，可用于预防反跳性肺血管痉挛。PPHN在治疗撤离时（尤其是NO应用停止后）可出现反跳性肺血管痉挛及肺动脉高压，使用磷酸二酯酶5抑制剂可显著减少反跳。

PDE-5抑制剂西地那非或称万艾可被试用于新生儿PPHN，且显示出能较好选择性地作用于肺血管床的作用。最近报道的临床随机盲法对照试验对新生儿PPHN的治疗结果显示，口服西地那非组（1mg/kg，每6h1次）较对照组氧合改善显著，病死率显著下降。也有将西地那非经气道给药（每次0.75mg/kg或1.5mg/kg），以加快起效时间和提高其对肺血管的选择性，并取得了较好的疗效。近年出版的较为著名的新生儿药物手册Neofax已将该药收录，并详细介绍了使用方法（口服剂量为0.5～2mg/kg，每6～12h1次）；提出该药可在对吸入NO或其他常规治疗方法无效的PPHN或PPHN不能撤离NO或无NO吸入条件时使用，这为新生儿医生提供了参考。该药在PPHN治疗中很有前途，因尚未被批准用于儿科及新生儿，有进一步的临床对照研究的必要。也有学者认为西地那非可作为在目前的标准治疗后仍无效时的一种最后治疗手段。

（6）其他磷酸二酯酶抑制剂与PPHN治疗：磷酸二酯酶-3抑制剂-米力侬常用于儿童心脏手术后，以改善心肌收缩力，降低血管阻力。近年来也有报道将磷酸二酯酶-3抑制剂用于PPHN的治疗，使用剂量为：负荷量$75\mu g/kg$静脉滴注超过60min，即给以$0.5\sim0.75\mu g/$（$kg\cdot min$）维持。对于<30周的早产儿，负荷量$135\mu g/kg$静脉滴注3h，即给以$0.2\mu g/$（$kg\cdot min$）维持。有学者对4例严重的PPHN患者在NO吸入治疗无效后给以米力侬，结果氧合显著改善。但在治疗中2例患儿出现了严重的脑室内出血，是否与用药有关尚不清楚，但应引起注意，有必要进行临床随机对比研究。米力农治疗PPHN的有效性和安全性尚不完全清楚，目前仅限于随机对照的研究中。

（7）内皮素拮抗剂：内皮素为强烈的血管收缩剂，在PPHN患者血浆内皮素（ET-1）水平增高，在成人肺动脉高压，口服内皮素受体拮抗剂波生坦已用于临床，结果显示该药能改善患者的血流动力学和生活质量。由于该药有潜在的肝脏毒性作用，较少用于小于2岁的儿童。在新生儿仅有极少的报道。有报道对早产儿支气管肺发育不良（BPD）并发肺动脉高压时应用波生坦，并取得了一定的疗效。该药可能用于难治性肺动脉高压，如先天性膈疝并发的PPHN、BPD并发的肺心病或先天性心脏病并发的肺动脉压力增高。

3.其他治疗

（1）抗氧化治疗：氧化应激在PPHN的发病中起重要作用，故抗氧化剂用于PPHN的治疗近年来受到了重视。研究显示，重组人超氧化物歧化酶应用rhSOD气管内应用减轻实验性胎粪吸入性肺损伤的程度。PPHN的动物实验已证实气管内应用rhSOD后能显著降低肺动脉压力和改善氧合。rhSOD也可用于新生儿临床，对早产儿在生后早期应用rh-SOD可显著改善婴儿期呼吸系统的预后。上述结果显示抗氧化治疗在PPHN治疗中有潜在的临床价值。

（2）吸入NO高频通气治疗：理想的NO吸入疗效取决于肺泡的有效通气，高频震荡通气治疗能使肺泡充分、均一扩张以及能募集或扩张更多的肺泡，使NO吸入发挥更好的作用。虽然部分报道显示高频通气对PPHN有一定的疗效，但随机对照研究未发现其有降低患儿病死率的作用，也不能减少重症患者最终用ECMO的机会。吸入NO对PPHN的疗效，取决于肺部原发病的性质。当用常规呼吸机+吸入NO或单用HFOV通气失败者，联合HFOV通气+NO吸入后疗效显著提高，尤其对严重肺实质疾病所致的PPHN，因经HFOV通气后肺容量持续稳定，可加强肺严重病变区域NO的递送。

（3）NO吸入的可能替代物：NO具有许多重要的生物学作用，临床上用NO吸入治疗新生儿持续性肺动脉高压和呼吸窘迫综合征取得了良好的疗效，但NO易与氧或超氧离子形成毒性的氮氧化物，限制了它的临床使用。对NO的研究中发现亚硝基硫醇在体内分布广泛，可分解产生NO，具有和NO类似的生物学作用。有人甚至提出它才是真正的血管内皮舒张因子。目前，人工合成的亚硝基硫醇作为一类新型的NO供体类药物引起了人们极大的兴趣。

Stamler 等在低氧性的肺动脉高压猪模型上发现，用人工合成的一种亚硝基硫醇-亚硝酸乙酯（ENO）吸入治疗可选择性地降低肺动脉压而不影响体循环的压力，与 NO 相比停药后无反弹现象，高铁血红蛋白血症比较轻微。随后对 7 例持续性肺动脉高压的新生儿进行了临床试验，亚硝酸乙酯同样取得了良好的疗效，患者的血流指标和氧合状态都得到了改善，但这类药物投入临床使用还有待进一步的研究。对其他实验性肺动脉进行 ENO 吸入也选择性降低肺动脉压，并发现有较长的作用持续时间。

（4）体外膜氧合（ECMO）：是新生儿低氧性呼吸衰竭和 PPHN 治疗的最后选择。随着 iNO 和高频通气技术的广泛开展，ECMO 的使用已显著减少。一般 ECMO 的指征是：在两次血气分析测定计算的氧合指数（OI）均 > 30。国内仅个别单位开展了此项治疗技术。

在上述各种扩血管治疗方法中，NO 吸入治疗是目前唯一的选择性肺血管扩张剂，被认为是金标准。但仍有 20% ~ 30% 的患儿对 NO 吸入无反应，这种失败情况多见于有肺实质性疾病和肺发育不良的 PPHN 患者。除 NO 外，目前所有的血管活性药物应用疗效均有争议。常规的 PPHN 治疗方法可能是血管活性药物发挥疗效的基础，例如，患儿在血 pH 值 < 7.25 时对吸入 NO 的反应不如 PH≥7.25 者显著。也有学者在做 ECMO 的单位发现有 70% 的患者转入时已应用了扩血管药物作为最后的治疗方法，但相当多的患者在停用了这些药物后临床反而有明显改善，以上情况都说明了对 PPHN 治疗时"传统"治疗的重要性。

第二节　心内膜弹力纤维增生症

心内膜弹力纤维增生症（EFE）是婴儿心力衰竭的重要原因之一，发病率占先天性心脏病的 1%~2%，临床多以呼吸道感染为诱因，突发难治性心力衰竭是其主要表现，心脏超声检查如见心室内膜增厚、回声增强有重要诊断意义。治疗主要为控制心力衰竭，需长期服用地高辛，预后欠佳。

一、病因

至今病因不明确，有以下几种相关因素：

（一）病毒感染

对 EFE 患者心肌组织行病毒基因检测，可检出腮腺炎病毒、腺病毒、巨细胞病毒、肠道病毒感染和流感病毒 A 等。

（二）遗传因素

10% 病例呈家族性发病，与常染色体遗传或与 X 连锁的心肌病有关。

（三）遗传代谢性疾病

与黏多糖病、肉碱缺乏、糖原累积病 II 型有关。

（四）继发于血流动力学改变

如先天性主动脉瓣狭窄、主动脉缩窄、左冠状动脉起源异常等先天性心脏病，当心室高度扩大时，心内膜和心室壁承受张力增加，刺激内膜增厚，弹力纤维增生。

（五）免疫因素

胎儿或新生儿免疫系统对母体自身抗体在心肌沉淀物的反应易发展为 EFE。

（六）其他

如宫内缺氧、心脏流出道机械性梗阻、淋巴管阻塞、妊娠早期用药等。

二、诊断

（一）临床表现

1.病史　85%的EFE患儿好发年龄在生后2~8个月内，1岁后发病少。新生儿生后7d后因呼吸道感染诱发出现反复充血性心力衰竭，对洋地黄类药物敏感，但心力衰竭常较顽固，易迁延并反复加重。

2.临床表现　呼吸困难、发绀，喂养困难，发育迟缓，体检可见心前区隆起，心音低钝伴或不伴有器质性杂音。

3.心电图　心前区导联R、S波异常升高，T波低平或倒置并伴有Q波出现。

4.胸部X线　心影普遍增大，以左心为主，心胸比例超过0.65，透视下可见心搏减弱，伴明显肺静脉瘀血。

5.超声心动图　可观察心脏结构改变及评价心功能，为诊断主要依据，左室增大呈球形，室壁运动弱，内膜增厚达3mm以上，回声增强，二尖瓣瓣膜增厚伴反流，呈大心腔小开口的钻石样改变。射血分数减低，舒张功能下降。

6.心内膜　心肌组织病理检查是EFE诊断的金标准。心内膜弹力纤维增生，心内膜下心肌变性或坏死，伴有心肌纤维空泡形成，多见于左心室。

（二）诊断分型

根据2006年美国心脏学会对心肌病的定义和分类标准，EFE属于获得性心肌病中的炎性反应性心肌病。

1.根据发病原因可分为原发性和继发性　原发性者不伴随其他先天性心脏异常，占55%；继发性者占44%，伴发某些先天性心脏畸形如左心发育不良综合征、主动脉狭窄或闭锁、主动脉缩窄、室间隔缺损、心型糖原累积病等。

2.根据左心室大小可分为扩张型和缩窄型　扩张型约95%，左心室明显扩大，心内膜增厚，二尖瓣和主动脉瓣瓣叶增厚、瓣环扩大；缩窄型约5%，主要见于新生儿，左室腔缩小或正常，心内膜弥散性增厚，多数患儿合并左房和右室增大，其病理生理改变类似于限制性心肌病，临床表现为左室梗阻征象。

3.根据临床经过可分为3型

（1）暴发型：年龄多在6周内，突然出现心力衰竭、心源性休克，可致猝死。

（2）急性型：较多见，年龄多在6周~6个月，起病较快，未经适当治疗多在2~3周死于肺炎合并心力衰竭，少数可获缓解。

（3）慢性型：年龄多在6个月以上，发病稍缓慢，经治疗可缓解而活至成年，亦可因反复心力衰竭而死亡。

三、鉴别诊断

应与以下疾病相鉴别：

（一）病毒性心肌炎

病毒性心肌炎是指病毒侵犯心脏，以心肌炎性病变为主要表现的疾病，有时病变可累及心包或心内膜。

（二）心内膜心肌纤维化

心内膜心肌纤维化（EMF）又称闭塞或缩窄型心肌病，是一种原因不明的地方性限制型心肌病，多见于儿童和青少年，好发于热带地区，流行于中部非洲，温带地区散发，我国北方病例稀少，临床上容易误诊和漏诊。可能是机体对病毒或寄生虫感染产生超敏反应所致。

（三）扩张型心肌病

扩张型心肌病（DCM）是一种原因未明的原发性心肌疾病。本病的特征为左或右心室或双侧心室扩大，并伴有心室收缩功能减退，伴或不伴充血性心力衰竭。室性或房性心律失常多见。病情呈进行性加重，死亡可发生于疾病的任何阶段。

四、治疗

（一）控制心力衰竭

应用洋地黄药物治疗，原则为早期、足量、长期应用，一般应用地高辛，可根据病情使用口服或静脉滴注途径。

洋地黄化量：口服 40~50 μg/kg，静脉滴注 30~40 μg/kg，以化量 1/5~1/4 作为维持量，每天分 2 次口服。一般疗程 3~4 年，过早停药导致病情恶化。

卡托普利对改善心功能有一定效果。急性心衰，视病情可并用血管扩张剂和利尿剂。危重病例加用多巴胺、多巴酚丁胺、呋塞米及皮质激素治疗。

（二）免疫抑制剂治疗

肾上腺皮质激素对控制心衰、预防瓣膜受累、降低病死率有明显效果，常与地高辛合用。一般用泼尼松龙 1.5mg/（kg·d）口服，8~12 周后逐渐减量，每 2 周减 1.25~2.5mg，至每天 2.5~5mg 时维持，疗程 1~1.5 年。

（三）控制和预防肺部感染

应选用青霉素、头孢菌素等及时控制感染。

（四）支持治疗

通过药物常规治疗及无创或机械通气等心肺支持措施，使心肌做功及耗氧明显降低，肺顺应性增加，改善患儿状况。

（五）外科治疗

对药物难以控制的因瓣膜反流造成的心力衰竭，应进行瓣膜置换手术及心脏移植术。

五、预后

随着对该病认识的提高和医学技术的发展，EFE 的痊愈率可达 52.2%，心胸比 < 0.65 的患儿预后较好，发病年龄与预后无显著关系。从出现症状开始，心力衰竭反复发作超过 6 个月则预后不良。如果临床症状消失、无阳性体征，X 线、心电图、超声心动图均恢复正常 2 年以上，则认为临床痊愈。

第三节 新生儿心肌炎

新生儿心肌炎是新生儿时期由多种因素引起的心肌炎性渗出和心肌纤维变性、溶解和坏死，导致不同程度的心肌功能障碍和全身症状的疾病，因其较难在早期发现而常常被延误治疗，病死率高，故应引起重视。

一、流行病学

由于其临床表现多样化及缺乏高敏感性与特异性确诊手段，诊断较为困难，因此较难统计到精确的发病率。据报道，心肌炎在总体人群中的发病率为1/100000～1/10000。但回顾性及前瞻性研究均显示，在猝死儿童的尸检病例中，2/5的患儿可以找到确切或可疑心肌炎依据。许多学者认为，婴儿和年幼儿可能更易发生心肌炎，因为此年龄段肠道病毒及腺病毒感染率更高。

二、自然病程

心肌炎的病程各不相同，主要取决于其不同的临床表现。大多患儿可以完全恢复，即使临床表现可能类似急性心肌梗死。部分患儿临床表现为轻度左心室收缩功能障碍可在几周至数月内改善。重度左心功能不全患儿（包括射血分数小于35%，左心室舒张末期直径大于60mm）中约1/4需要心脏移植，1/2发展为慢性扩张性心肌病，其余可能会自然康复。

儿童病毒性心肌炎的存活率为70%～100%，其中约2/3可完全康复。虽然婴幼儿心肌炎预后良好，但是肠道病毒感染引起的新生儿心肌炎病死率高，文献所报道的病死率高达32%，并且存活患儿中约有58%并发有严重的心脏后遗症。因此，新生儿心肌炎存在更高的风险。

三、病因

心肌炎通常是由感染所致，以病毒感染最多见，亦可由其他病原感染引起，例如细菌和真菌感染；一些非感染性因素，比如自身免疫性疾病或毒素等也可导致心肌炎的发生。

在病毒性心肌炎的致病原中，柯萨奇B病毒曾经被认为是最为常见的，目前已分离到B3、B4、B5等亚型。近年来，在约2/5的急性病毒性心肌炎的儿童患者中，运用聚合酶链式反应（PCR）技术在心肌组织标本中检测到了腺病毒DNA。有研究显示，无论是在儿童还是成年病毒性心肌炎患者中，腺病毒感染较肠道病毒更为多见。柯萨奇病毒与腺病毒享有共同的细胞受体。

其他少见的致病原如巨细胞病毒感染后引起的心肌炎，因其可渗入心肌组织致使心肌细胞发生坏死而导致很高的病死率；细小病毒B19感染较为常见，可引起传染性红斑。目前有报道显示细小病毒感染与心肌炎相关，在存在心肌组织炎性改变或左心功能不全的成年患者中，约1/10病例可在心内膜心肌活检标本检测到该病毒DNA，目前亦有报道细小病毒心肌炎导致儿童猝死。其他与儿童心肌炎相关的病毒还包括丙型肝炎病毒和单纯疱疹病毒。此外，HIV病毒感染可导致心肌炎与左心室功能不全。

引起心肌炎的病毒感染可以发生在妊娠期、围生期或者出生后。新生儿发生的心肌炎暴发流行，通常为柯萨奇病毒或埃可病毒，大多病情严重，病死率高，在新生儿的粪便中可检测到病原。柯萨奇B病毒被证明在妊娠晚期可通过胎盘传递，并有母体感染导致新生儿心肌炎暴发的报道。风疹病毒、水痘病毒感染大多由妊娠期宫内感染所致。

四、病理

其发病机制至今尚未明确。目前认为心肌炎早期是病原体直接侵犯心肌所致，而晚期多由免疫因素所致。

心肌炎的临床预后取决于心肌受损的范围和程度。组织学研究显示患者的心脏扩大、外观白、心肌软弛，光镜下可见不同程度的间质性心肌炎表现，心肌内淋巴细胞、单核细胞、嗜酸性粒细胞及中性粒细胞广泛浸润，密集呈斑点状，亦可呈分散分布，后期常出现心肌局限性病变及坏死。心肌坏死的程度和范围随炎性反应的类型不同而出现很大差异。在疾病的后期，部分坏死的心肌组织可能最终会被瘢痕组织替代，心脏呈现间质性纤维化。

1986年提出的Dallas诊断标准曾制订了心肌炎组织学上的定义及分类，对心肌炎做了如下定义：心肌组织有炎性细胞浸润和心肌细胞损伤，包括心肌细胞的坏死和（或）退行性变，但非缺血性损害所致。病变共分为四种：活动性心肌炎表现为心肌损伤与炎性细胞浸润并存；可疑心肌炎为仅表现为炎性细胞浸润，无心肌细胞损伤；慢性心肌炎则定义为再次心肌活检仍证实存在有活动性心肌炎；心肌炎恢复期定义为再次心肌活检证实炎性细胞浸润减轻或消失，存在结缔组织愈合的征象。

虽然该标准曾被广泛运用，但是目前来看存在很大的局限性，且敏感性与特异性均较低。目前的研究数据显示，在临床诊断中，应联合运用免疫组化及病毒学技术与传统的心肌组织学标准可提高病毒性心肌炎诊断的准确性。

五、临床表现

新生儿心肌炎轻重不一，且变化多样，多数在出生后一周内出现症状，如出生后48小时内发病，则提示宫内感染。有报道称，婴儿通常比年长儿及成人更易表现为急性暴发性心肌炎，因此需要在早期给予及时的循环和呼吸支持。如果患儿得到及时的治疗，其心室功能有望完全恢复。

临床症状以新生儿心功能不全为主，主要表现为呼吸急促和心动过速、肺部啰音，肝脏增大，少尿或无尿，肌张力低下，毛细血管回流延迟等；与成人不同的是，新生儿很少出现水肿。此外，可有多项非特异性临床症状与体征，如喂养困难、面色苍白、多汗、脉弱、体温不升或发热、咳嗽、奶量少、嗜睡、呕吐、腹泻、皮疹或黄疸等，重者可出现呼吸窘迫或发绀。体温正常下可出现心动过速、奔马律、心音低钝或者出现心前区杂音。

另有部分患儿偶伴有神经系统症状，如惊厥、昏迷等，脑脊液呈无菌性脑膜炎改变等。

六、辅助检查

（一）X线检查

心脏扩大，X线透视下可见心搏减弱，重者出现肺水肿表现。

（二）心电图

常见的心电图表现为非特异性ST段或T波改变，病理性Q波，T波倒置和QRS波低电压。极少数患者出现类似成人心肌梗死的心电图特征，主要为 I 、 II 、aVF、V_5、V_6等导联ST段下降，T波低平、倒置、双向，重者ST段抬高呈单向曲线并伴有深Q波。心肌炎可导致房室传导阻滞和室性心律失常，包括频发室性早搏或持续性室速。少数患者可仅表现为窦性心动过速。

（三）超声心动图

表现多样化，缺乏特异性。绝大多数患者均存在不同程度超声心动图检查异常。左心室收缩功能降低伴短轴缩短率及射血分数下降最为常见，局部室壁运动异常伴功能性二尖瓣反流、心脏扩大、心包积液也并不少见。左、右心室内可发现血栓形成。对于新生儿，超声心动图应首先除外冠状动脉畸形，尤其是左冠状动脉起源于肺动脉以及左半心肌梗死阻型病变，其临床表现可与心肌炎相似。

（四）心脏生物标记

新生儿期心肌同工酶（CK-MB）不仅产生于心肌细胞，还同时来源于骨骼肌，并且以后者所占比重更大，因此其敏感性与特异性均不如肌钙蛋白，并不推荐作为新生儿期心肌损伤的生物学指标。在肌钙蛋白家族中，虽然肌钙蛋白 I （cTnI）与肌钙蛋白 T （cTnT）均存在于心肌细胞中，但在胚胎发育时期，后者同时也在骨骼肌中表达。当机体遭受损伤时，骨骼肌可重新生成cTnT。因此，以cTnI对于诊断心肌损伤特异性更高。cTnI对于新生儿心肌损害有着宽广的诊断时间窗，在心肌细胞损伤后数小时cTnI即可增高，并可维持至损伤后10天左右。但目前国内尚缺乏上述指标的新生儿正常值，故不适用于临床筛查。

（五）心内膜心肌活检

尽管Dallas诊断标准具有不少局限性，但通过心导管技术进行右心室心内膜心肌活检依然被认为是诊断心肌炎的金标准，但在新生儿中，除患儿死亡后进行尸检，并未见心内膜心肌活检临床应用的报道。

（六）病毒PCR检测

运用PCR技术可以成功而快速地在血液中检测病毒基因序列，从而确定病原。或者依赖鼻咽部拭子或粪便的病毒培养，以及血清病毒抗体的测定等方法以明确感染源。但这些方法相对于PCR技术而言耗时长，诊断率低。

（七）磁共振成像（MRI）

尽管关于MRI在儿童心肌炎中的诊断价值尚缺乏研究，但成人中的研究证实心脏MRI已经逐步成为诊断心肌炎的一项非常重要的非侵袭性检测方法。检查主要包括心脏功能、结构异常及心肌炎症的组织学特点，包括细胞及细胞外周水肿，并且可以对疾病的预后提供参考。

七、治疗

新生儿急性心肌炎可以出现心功能不全的症状、体征和（或）心律失常，病程往往是暴发性和致命性的，当然，如果患儿得到及时的治疗，其心室功能有望完全恢复。对于病毒性心肌炎，目前尚无特效的治疗方法。治疗目的与手段主要是保护心肌、改善心功能不全、纠正心律失常等支持与对症疗法。

（一）保持安静

避免对患儿过度体检及护理操作，尽量减少刺激，保证其休息。

（二）支持治疗

支持治疗有供氧，使用利尿剂、强心剂，减轻后负荷，机械通气等。重症病例可以考虑使用体外膜肺氧合（ECMO）或者心室辅助装置来支持心肌功能。使用洋地黄药物时需要密切心电监护，警惕可能出现的异位节律或者传导阻滞。

（三）给予自由基清除剂

急性期给予大剂量维生素 C 治疗，剂量为 100~200mg/kg，缓慢静脉滴注，每天 1~2 次，2~4 周为一个疗程。

（四）改善心肌代谢

可给予 1，6-二磷酸果糖等药物以营养心肌并改善心肌代谢。

（五）静脉予以丙种球蛋白

国内仍有学者主张在疾病早期使用，但国外有学者在成人患者中进行双盲对照研究，未能提供证据证实运用静脉丙种球蛋白可降低疾病的病死率和提高左心室射血分数，目前尚无儿童方面的临床随机对照试验，故目前未将其列入常规治疗。

（六）免疫抑制剂

主要是激素，但目前仍有争议，仅运用于重症患者。

（七）改善心功能不全

只要血压能维持在正常范围，重要脏器血供能够得到维持，尽可能避免使用正性肌力药物，以减少心肌的负荷。必要时，可以使用洋地黄类药物，但应谨慎使用以防洋地黄中毒而引起心律失常。

（八）纠正心律失常

对于无血流动力学变化的心律失常，一般不予治疗。如心律失常影响心排血量，则需积极处理。

第四节　新生儿心肺复苏

根据世界卫生组织 1995 年统计，全世界每年 500 万死亡的新生儿中约有 19% 死亡原因为出生时窒息，其中许多患儿未得到正确的复苏。在我国，窒息已成为新生儿死亡及脑瘫或智力障碍的第二位原因；在经济发达的城市，由于新生儿感染情况控制较好，窒息成为新生儿死亡的第一位原因。

大部分新生儿在出生时都可以顺利地经历从宫内到宫外的过渡，其中约 10% 的新生儿出生时需要一些帮助才能开始自主呼吸，仅 1% 的新生儿出生时需要进一步积极的复苏手段才能存活。窒息新生儿出生的最初几分钟内如何对其进行正确处理十分关键。

新生儿复苏的原则和成人及婴儿复苏相似，即包括确保呼吸道通畅，保证患儿有足够的通气及必要时加以辅助呼吸支持，以及保证患儿有充分的循环。对于新生儿而言，身体是潮湿的，热量损失很大，保持体温也非常重要。

新生儿是否需要复苏取决于以下四个快速评估内容：①是否足月产？②羊水是否有污染？③是否有呼吸或哭声？④肌张力是否正常？如以上四个问题的回答均为"是"，则该新生儿不需要复苏，可将新生儿擦干，保持体温并置于母亲胸前，但需要继续观察呼吸、皮肤及肢体活动情况。

如有任何一项回答为"否"，需要依次开始以下四个步骤的复苏：①初步复苏，包括保温、摆正体位、通畅气道、擦拭刺激；②呼吸支持；③胸外按压；④用药，肾上腺素或液体扩容。每个步骤需要在一定时间内完成，并进行生命体征评估（呼吸、心率、皮肤），根据评估情况决定是否进入下一个复苏步骤。

一、新生儿复苏前准备

（一）新生儿需要复苏的相关危险因素

产前因素：妊娠妇女患有糖尿病、妊娠期高血压疾病、慢性高血压、妊娠妇女有重要脏器器质性疾病（心、肺、肾、甲状腺或神经系统疾病等）、既往有死胎死产史、妊娠中晚期阴道出血、妊娠期妇女感染、羊水过多或过少、过期妊娠、多胎妊娠、胎儿大小与孕周不符合、妊娠期妇女吸毒、妊娠期妇女用药、胎儿畸形或异常、胎动渐弱、无产前检查、年龄小于16岁或大于35岁等。产时因素：选择性或急诊剖宫产、胎先露异常、早产、胎膜早破超过18h、滞产（超过24h）、第二产程延长（超过2h）、巨大儿、持续胎儿心动过缓、急产、产妇使用全身麻醉剂、子宫收缩异常、分娩前4h用过麻醉药品、羊水胎粪严重污染、脐带脱垂、胎盘早剥、前置胎盘、明显的产时出血等。

（二）器材与设备

新生儿复苏有时是突如其来，难以预测的。因此，产房与新生儿重症监护室（NICU）需要定期检查复苏设备，确保各类设备随时处于"待命"状态。暖箱应随时保持预热状态，备好预热的毛巾或毯子，以及复苏药物，检查各类器材及设备，检查复苏气囊及面罩是否功能良好、大小合适，喉镜电池及型号是否齐全。复苏人员应熟悉抢救车内药物及器材的位置。

（三）人员

新生儿分娩时应该至少有一位医务人员能立即到场，其应能够胜任复苏的所有步骤，包括气管插管、心外按压、用药等。对于分娩有高度危险性的新生儿或NICU内的新生儿复苏时，仅有一个人是不够的。

需要有"复苏团队"的概念，包括一个团队的领导者及数个明确分工的成员。领导者需要具备完整的复苏技能，并在团队中起到指导作用。如产妇生产多胎，则每个新生儿都需要有一个团队予以复苏。

二、初步复苏

（一）保持体温

将新生儿置于热辐射台上，以便于复苏小组进行操作。用毛巾或毯子将新生儿擦干后不要将它盖在新生儿身上，应使身体暴露以便观察。对于极低出生体重儿（<1500g），使用传统措施可能仍会发生低温，可考虑在置于辐射热源下同时用透明、防止散热的薄塑料膜盖覆盖患儿，并密切监测温度，避免发生体温过高。在使用上述措施时应在不影响其他复苏措施如气管插管、胸外按压、开放静脉通路的前提下进行。

（二）摆正体位

新生儿应处于仰卧位，颈部轻度后仰，使其咽后壁、喉和气管成直线，使空气通畅进出。应注意不要使颈部过度伸展或过度屈曲，这两种情况都会阻碍气体进入。当新生儿因头部变形、水肿或早产导致枕部增大时，可在新生儿肩胛下垫一折叠毯子或毛巾以保持颈部轻度后仰体位。

（三）清理呼吸道

清理气道可使空气无阻碍地进入气道，同时吸引动作本身还提供一定程度的触觉刺激，这种刺激可诱发新生儿呼吸。

无胎粪的情况下，口鼻内的分泌物可用毛巾擦去或用吸引球囊吸引。新生儿口内若有黏稠分泌物，要将其头部转向一侧，使分泌物积于口腔内以便吸出。使用壁式或泵吸引器时，应将负压设置为100mmHg左右。在新生儿建立呼吸之前，应吸出口腔和鼻腔中的黏液，否则黏液可能被吸入气管或肺内；以"先口后鼻"的顺序进行吸引。吸引口腔时特别需要注意，刺激咽后壁时会引起迷走神经反应，导致严重的心动过缓和呼吸暂停。吸引过程中如出现心动过缓，应立即停止吸引，重新评估患儿状况。

如果新生儿出生时羊水有胎粪污染，但呼吸正常，肌张力正常，心率 >100 次/min，则处理方法与羊水无胎粪污染时相同。

如果新生儿出生时羊水有胎粪污染，且呼吸异常，肌张力差，心率 <100 次/min，应在呼吸建立之前直接对气道进行清理，以减少发生胎粪吸入综合征的可能。具体的操作方法如下：

（1）插入喉镜，用吸管清洁口腔或后咽部，直至看清楚声门。

（2）将气管导管插入气管。

（3）将气管导管经胎粪吸引管与吸引器相连。

（4）慢慢退出导管时进行吸引。

（5）必要时重复操作，直至无胎粪吸出。

目前在分娩时已不再推荐挤压胸部，将手指插入婴儿口中等措施以防止吸入胎粪，因这些措施可能对新生儿造成伤害。

（四）擦干全身，刺激呼吸，重新摆正体位

擦干全身的动作本身已能提供刺激，促使新生儿开始自主呼吸。如果有两名医护人员在场，清理气道和擦干身体可分别由两人操作并同时进行。擦干身体与头部还能减少热量损

失，用一些预热、吸水性好的毛巾或毯子擦干大部分羊水，然后拿走潮湿的毛巾，再用干净的预热毛巾继续擦干并刺激身体，擦干身体的过程中及擦干以后都应保持新生儿头颈稍后仰的体位，保持其呼吸道通畅状态。

一般而言，对于大多数新生儿，擦干身体及清理呼吸道都足以诱发呼吸。但如新生儿呼吸仍不活跃，可短暂提供额外的触觉刺激以诱发呼吸。有两种安全而适宜的方法可供选择：

（1）拍打或弹足底。

（2）轻柔摩擦新生儿背部、躯干或四肢。

如新生儿处于原发性呼吸暂停，轻微的刺激即能诱发呼吸；如处于继发性呼吸暂停，再多的刺激也无用。因此，用力或过度刺激非但无用，而且可能造成伤害。

（五）新生儿的评估

对于新生儿的生命体征评估主要有三个方面：呼吸、心率、肤色。经过刺激后，新生儿应该有正常的胸廓起伏，呼吸加快、加深。心率应大于100次/min。监测心率的最简单方法是触摸新生儿脐动脉脉搏，如无法感触脉搏，可用听诊器听诊胸部左侧心跳，一般可数6s的心跳次数，即可快速估算心率。新生儿应当由中心部位的皮肤颜色来评价有无缺氧。低氧所引起的口唇发绀、舌及躯干部位的青紫，称为中心性发绀。仅有手和脚呈青紫色为周围性发绀，其可能会持续较长的时间，一般不提示新生儿血氧水平低。只有中心性发绀才需要干预。如果对新生儿的评估结果有异常，则应进入下一个环节的复苏。

三、人工呼吸

（一）常压给氧

新生儿如存在自主呼吸，心率大于100次/min，但存在中心性发绀时应考虑予常压给氧。常压给氧是指将氧经鼻导管输送到新生儿的鼻孔，使其吸入富氧气体。短期内给氧可考虑经氧气面罩、氧气管、气流充气式气囊面罩等方式给氧。应将面罩尽可能接近新生儿面部以提供尽可能高浓度的氧。到达新生儿鼻腔的氧浓度取决于100%的氧气流量，一般选择5L/min。新生儿一旦经复苏状态稳定后，应根据血气分析及经皮血氧饱和度来调节氧流量。许多证据显示新生儿易造成高氧损伤，长期给氧应避免输送高流量以及未加湿化的氧气。吸氧后新生儿若无中心性发绀，呼吸室内空气能保持红润者可考虑停止供氧并继续观察，或根据血气分析和SpO_2结果调整氧浓度。

（二）正压通气

新生儿在给予常压吸氧后仍有持续性青紫，或在初步复苏再评估时发现呼吸暂停或心率小于100次/min分时，应给予人工正压通气。

（1）摆正新生儿体位呈头颈部稍后仰体位，以维持气道开放。

（2）选择大小合适的面罩，面罩应覆盖口、鼻及下颏的尖部。

（3）叩紧面罩，通常用拇指、示指环状压住面罩边缘，而用环指和小指将下颏上推确保气管通畅，注意不要在面部用力下压面罩，不要将手指放在新生儿眼睛上。

（4）复苏初始阶段，以每分钟40~60次的频率进行通气。

（5）操学者应在新生儿头侧或侧面，以便有效操作并能对其胸腹部进行观察。

正压人工通气时应注意避免过度通气，许多证据都提示过度通气对新生儿是有害的。心率迅速上升以及继之而来的肤色与肌张力改善是达到足够通气的最好指征。如果无改善，则应观察每次正压通气时胸廓的运动，若患儿表现为很深的呼吸，则代表压力过大。同时应用听诊器听胸廓两侧的呼吸音，有效的通气可闻及双侧对称、清晰的呼吸音。对于出生后无自主呼吸的新生儿，开始的几次通气要予以适当的较高压力，以迅速建立肺的气体容积。

正压人工呼吸时是否需要给氧，是一个仍然存在争议的问题。近年来，有文献报道予以100%氧对呼吸生理、脑循环存在潜在不利影响。有几项人体研究结果显示用空气复苏与用100%氧气复苏相比较前者病死率低，且未发现有害的证据。虽然其中有些研究方法仍值得商榷，但临床医生应注意过度用氧可引起潜在的氧损伤，尤其对早产儿。不同的国家与地区有不同的新生儿复苏指南，美国NRP项目仍推荐人工正压通气时使用100%氧，而其他一些地区，如加拿大等，推荐首先使用空气正压通气，复苏90s后无改善才使用100%氧。临床医生可根据实际情况进行选择，可通过经皮血氧饱和度仪监测氧饱和度来指导选择使用不同浓度的氧。

气囊面罩正压通气数分钟后，应考虑留置胃管以排出胃内过多的气体，避免胃膨胀向上压迫膈肌阻碍肺的膨胀。

正压人工通气30s后，应予再评估。若患儿心率增加，肤色改善，自主呼吸存在，肌张力改善，则代表正压通气有效。当心率稳定在100次/min以上，应逐渐减少辅助通气的频率和压力，直到有效自主呼吸出现。若肤色逐渐好转，应逐渐减少给氧，直至停氧。若心率在60~100次/min，则继续予正压通气，并每30s进行一次评估，直至好转。如心率仍小于60次/min，肤色与肌张力不改善，请检查正压通气操作是否正确：面罩与面部是否密闭，气道有否阻塞，压力是否合适。如以上均正确无误，需要进入胸外按压的复苏环节。

（三）气管插管

气管插管适应证：羊水胎粪污染，患儿反应差无活力需吸出气道内胎粪；气囊面罩正压通气无效；需要进行胸外按压；需要进行气管内给药；以及一些特殊情况，如极低出生体重儿、先天性膈疝患儿。

1.气管插管前设备　准备好喉镜及选择合适的镜片大小（1号镜片用于足月儿，0号镜片用于早产儿），选择合适粗细的气管导管，准备好金属导管芯、胎粪吸引管、听诊器、吸引器及吸引管、氧气源以及人工正压通气装置。根据体重选择合适的气管导管。

2.气管插管的操作步骤

（1）保持患儿头部轻度后仰体位，在操作过程中予常压给氧。

（2）喉镜镜片沿舌面右侧滑入，将舌推至口腔左侧，推进镜片直至尖端超过舌根。

（3）轻轻提起整个镜片，注意不要仅提起镜片尖端。

（4）寻找解剖标志物（声带），必要时吸引分泌物以暴露视野。

（5）插入气管导管直至声带线达到声门水平。

（6）撤出喉镜及金属芯时应注意固定导管位置。

（7）确认导管位置。

3.插管后评估以下情况，提示气管插管在正确位置

（1）生命体征改善（心率、肤色、反应情况）。

（2）CO_2检测器确认呼出CO_2存在。

（3）两肺可闻及呼吸音，胃部无声音；通气时胸廓运动，无胃部扩张。

（4）呼气时管壁内有雾气。

（5）插管末端与口唇距离（cm）一般为新生儿体重（kg）数加6。

（6）直接看到导管穿过声带。

（7）摄片确认导管位置无误。

四、胸外按压

30s有效正压人工通气后，再评估心率仍小于60次，需要做胸外按压。按压时需有节奏地有效胸外挤压心脏，同时继续100%氧对肺部进行通气，直至心肌得到充分供氧恢复正常功能。有效的胸外按压可暂时维持心脏泵血功能，保证身体重要器官的血液循环和供应。胸外按压的方法有两种：

（一）拇指法

双手握住患儿胸部，两拇指置于胸骨上，其余手指托患儿背后。拇指第1节应弯曲，垂直按压在胸骨下1/3处。如患儿体型小时，两拇指可重叠放置。当患儿体型太大而操学者的手太小时，拇指法则无法有效地执行。

（二）双指法

用一只手的中指加食指或中指加环指，用指尖按压胸骨。按压时患儿背部需放置硬垫，无硬垫时可用另一只手支撑患儿背部。双指法与拇指法相比易疲劳，但不受患儿体型与操学者双手大小的限制，同时不影响经脐血管给药。

胸外按压位置应位于乳线之下，剑突之上，胸骨下1/3处，每次按压深度为使胸廓前后径下陷1/3，按压后使胸廓完全回弹，使心脏充盈完全。按压需快速，每次下压时间应比放松时间短。两次按压之间双指或拇指不应离开胸部，以免浪费时间重新定位。

心肺复苏过程中，通气与按压两个动作须配合好，避免同时进行，每3次胸外按压后正压人工呼吸1次，共计每分钟30次正压人工呼吸和90次胸外按压，每2s完成一个周期。胸外按压者应边按压边大声数"1-2-3—呼吸……"，人工呼吸者在"呼吸"时挤压气囊，在"1"时放松，呼气发生在下一次按压的下压过程中。数节奏有助于整个过程协调有序地进行。

30s胸外按压与人工通气后，需再次评估心率。如心率>100次/min，则停止按压，此时新生儿若开始自主呼吸，可慢慢撤去人工通气；如心率>60次/min，则停止按压，以每分钟40~60次的频率继续人工通气。若此时患儿心率仍持续<60次/min，在已确保胸外按压与人工通气操作正确无误的前提下，应考虑气管插管辅助呼吸，建立静脉通路，给予肾上腺素。

五、药物使用

这里提到的复苏药物主要是指肾上腺素及扩容剂。

（一）给药途径

1.脐静脉　是新生儿最快速、最直接的静脉通路。如预计新生儿可能对早期复苏无反应，复苏小组的一名成员应负责放置脐静脉导管，其他人员继续复苏的步骤。尽管建立静脉通路需要时间，但静脉给药是最可靠的途径。

2.气管内　气管内给药是气管插管的患儿给予肾上腺素最快的途径，药物会被肺部吸收进入血管，但药物经肺部吸收后发生作用的时间较长且气管内给药需要较大剂量。目前仍推荐静脉途径为给药的最佳途径。

3.骨髓内　若医疗人员对脐静脉插管经验有限及静脉通路难以建立的情况下，可考虑骨髓通路（IO）内给药。其已广泛用于婴儿、儿童的复苏，但在新生儿中的应用仍缺乏相关资料。在无法快速获得静脉通路的情况下，IO可能是最好的替代给药途径。

（二）肾上腺素

有效的正压人工通气30s及胸外按压配合正压人工呼吸后心率仍在60次/min分以下，是使用肾上腺素的指征。推荐新生儿肾上腺素标准剂量是1:10000溶液0.1～0.3ml/kg（相当于0.01～0.03mg/kg），经静脉快速给药，给药后再予以生理盐水0.5～1ml经静脉推注，确保药物全部经静脉进入血液中并非留滞于静脉通路中。以前曾提出在给予标准剂量肾上腺素无作用时给予大剂量肾上腺素。但没有证据证明给予大剂量肾上腺素能有较好的预后，反而有证据显示较大剂量的肾上腺素能致脑和心脏损害。当经气管内给药时，仍使用1:10000的溶液，但可考虑予较大剂量（0.5～1ml/kg，或0.03~0.1mg/kg），并在给药后予以几次正压通气，使药物在肺内的分布更广泛而利于吸收。经骨髓腔给药与静脉给药的剂量相同。

给予肾上腺素后，继续监测新生儿心率，同时进行胸外按压与人工正压通气，如30s后心率仍小于60次/min，可每间隔3~5min重复应用相同剂量的肾上腺素。与此同时，应反复检查正压通气、气管插管、胸外按压等复苏措施的有效性。

（三）扩容剂

患儿出现以下情况应考虑给予扩容剂：患儿对复苏反应不良、呈现休克征象（包括肤色苍白、脉搏微弱、持续心动过缓等）及合并有胎儿期失血情况的病史（广泛阴道出血、胎盘早剥、前置胎盘及双胎输血综合征等）。

可用于紧急使用的扩容剂包括生理盐水、乳酸林格液等。剂量为10ml/kg，给药途径可通过静脉或骨髓内。窒息新生儿如扩容速度不当可能造成颅内出血，一般每次扩容速度以5~10min为宜。

复苏过程中不提倡常规使用纳洛酮与碳酸氢钠。对于无呼吸的患儿不首选纳洛酮，而应首先选择正压通气。使用纳洛酮必须同时满足两个条件：

（1）分娩前4h母亲曾使用麻醉剂。

（2）正压人工呼吸使心率和肤色恢复正常但仍持续存在呼吸抑制。

纳洛酮剂量为0.1mg/kg（1mg/ml），首选静脉给药。母亲使用其他药物如硫酸镁、非麻醉剂镇痛药以及分娩时全麻也可使新生儿呼吸抑制，此时使用纳洛酮无效。

碳酸氢钠确实有助于纠正代谢性酸中毒，但必须在保证肺充分通气的情况下才考虑使用。因为碳酸氢钠会产生CO_2，需要有足够的通气才能将CO_2排出。常用剂量是2mmol/kg，或根据血气分析情况进行应用。

六、复苏中的特殊情况

大部分新生儿对复苏的反应较好，如正压人工呼吸不能使肺部得到充分通气，应考虑气道的一些特殊情况，几乎所有无法成功复苏的病例都是通气问题造成的。若正压人工通气有效，但是患儿却持续发绀或心动过缓，应考虑先天性心脏病可能，这类患儿很少在出生后立即发病。

七、复苏后监护

接受复苏的患儿在生命体征恢复正常后仍有再恶化的可能，一旦足够的通气和循环建立，应继续监护患儿或转移到NICU。

复苏后的患儿可能有多脏器损害的危险，应继续监护。包括：

（1）体温管理。

（2）生命体征监护。

（3）并发症防治。

继续监测维持内环境稳定，监测项目包括：氧饱和度、心率、血压、血细胞压积、血糖、血气分析及血电解质等；并对各个脏器进行评估，若发生多脏器功能不全应立即进行早期干预。

八、早产儿的复苏

当发生早产时，胎儿必须克服许多额外的挑战才能够完成从宫内到宫外的转变过程。早产儿有发生各种并发症的风险，复苏的风险较高。因此，估计会有早产发生时需要做额外的准备。

（一）额外的训练有素的技术人员

早产儿发生呼吸暂停的可能较大，插管的概率比足月儿大得多。因此特别需要一些能熟练插管的人员。

（二）额外维持体温的措施

早产儿皮肤薄，相对体重来说体表面积大，脂肪少，使他们更容易丢失热量。在复苏时除了使用辐射抢救台之外，还可使用透明聚乙烯袋和便携式加热垫。复苏后使用暖箱来维持体温。

（三）空气压缩机、空气混合器、经皮氧饱和度监护仪

早产儿易受到高氧损伤，在复苏中以及复苏后应用血氧饱和度监护仪使血氧饱和度维持在85%~95%。辅助通气时沿用与足月儿相同的原则，但是应采用能达到治疗目的的最小吸气压力。持续发绀或血氧饱和度低时可考虑使用持续气道正压（CPAP）通气，并预防性应用肺表面活性物质。

（四）尽可能减少脑损伤

早产儿胎龄小于32周时，脑组织生发层基质内的毛细血管网容易破裂，造成脑室内出血。为最大限度避免脑损伤，复苏时应注意轻柔地对待早产儿。应避免过度通气或过高的CPAP，应根据经皮氧饱和度和血气分析结果来调节通气与氧浓度。另外，早产儿的输液速度不宜过快。

（五）早产儿复苏后监护

包括监测和控制血糖，监测氧合状态与通气。及时发现与处理呼吸暂停、心动过缓及血氧饱和度下降。早产儿可考虑推迟肠内喂养并警惕感染发生。

九、中止复苏

经过完全而充分的复苏努力后患儿若仍无自主心率，再继续进行复苏意义不大。通常患儿的父母被认为是最佳的决策代理人。父母为了完成这一角色，他们需要获得每一项治疗的风险和益处的准确信息。医疗机构是否中止复苏应参考相关法律规定。

第五节 早产儿动脉导管未闭的诊断和治疗

动脉导管未闭（PDA）是新生儿最常见的心血管异常，也是早产儿常见并发症之一，可诱发和促进充血性心力衰竭、肺水肿及肺出血、慢性肺部疾病、颅内出血和坏死性小肠结肠炎等多种并发症，增加病死率。胎龄和体重越小，发病率越高。

一、早产儿PDA发病机制

目前，早产儿PDA的发病机制仍然未完全阐明。早产儿PDA的发生是由多种因素参与的复杂病理过程。PDA的发病机制涉及复杂的分子机制及组织细胞，许多理论还只停留在动物实验层面。

（一）早产儿发生PDA的组织形态学基础

动脉导管（DA）发育在组织形态学上分4期：1期及2期见于早产儿DA，特点是导管内膜弹力纤维薄弱、仅由极薄的内皮细胞组成；3期见于足月儿DA，内膜发育完整；4期即为解剖学上的DA，其特点是血管内膜溶解，纤维组织增生，充满管腔。

早产儿因DA管壁发育不成熟，故出生后多未能及时关闭，从而造成DA开放。而极低出生体质量早产儿的发育更差，更容易发生PDA，故早产儿DA管壁平滑肌发育不成熟，管径大、管壁薄，缺乏肌肉组织，且无内膜下垫，收缩时管腔不易关闭，这是早产儿发生PDA的组织解剖学基础。

（二）出生后氧诱导与PDA

氧诱导的DA平滑肌细胞（SMC）收缩是DA功能性关闭中最主要的过程，其中膜离子通道学说近年来研究较多且被用来解释氧诱导与PDA。主要机制为生后血氧增高初期，DA细胞内活性氧（ROS）生成增加，ROS抑制SMC膜上的电压门控钾通道（Kv），使膜去极化，Kv关闭，钙通道开放，引发细胞外钙内，同时ROS还作用于肌浆网，使肌浆网中的钙释放到胞质中，从而引起DA的SMC收缩。早产儿DA的SMC上对氧敏感的Kv的表达和功能不足，导致膜上L型钙通道开放少，继发的钙内流减少，从而影响DA平滑肌的收缩。临床上常见的早产儿呼吸窘迫综合征，常伴低氧血症，而低氧血症不利于启动氧诱导DA收缩机制，使DA不易关闭。

（三）管活性物质与PDA

1. 前列腺素 在维持胎儿DA开放的众多血管活性物质中，前列腺素E_2（PGE_2）是目前研究最多也是最重要的。出生后PGE_2的水平降低是DA闭合的触发因素。母亲产前使用硫酸镁是极低出生体质量儿发生PDA的高危因素。这是因为硫酸镁是一种钙通道阻滞剂，它可以影响血管平滑肌和内皮细胞的钙离子水平，还可以间接增加前列腺素的合成及释放，进而延缓早产儿DA闭合。宫内感染可使早产儿体内环氧化酶生成增加，导致前列腺素合成增多，从而使DA容易保持开放；对环氧化酶抑制剂的治疗反应也大大减弱。母亲产前应用地塞米松可促进新生儿生后DA关闭。其理论基础可能在于糖皮质激素能够影响前列腺素的合成，同时可以增加未成熟DA对氧的敏感性，诱发DA闭合。

2. 内源性一氧化氮（NO） DA内皮细胞可以合成NO。NO通过激活鸟苷酸环化酶（cGMP）使其在SMC胞质内水平增加，从而介导DA舒张。体外实验表明NO扩张DA的作用只有PGE_2的1/4。早产儿DA中NO合成较多，而且早产儿DA对NO反应较足月儿敏感。

近年研究发现，环氧化酶、磷酸二酯酶（PDE）及内皮素与早产儿PDA的发生也密切相关。

（四）血小板与PDA

研究表明血小板减少是PDA封堵术后少见的并发症之一，考虑为血小板高速通过封堵器边缘的残余分流时发生机械性破坏所致。而关于血小板的数量及功能是否影响DA的关闭，则研究的相对较少；国外已经有学者提出了血小板诱导或驱使DA关闭的新观点。低血小板计数可能会增加早产儿发生PDA的风险。

（五）DA重塑与PDA

胎儿出生后，DA出现功能性关闭后即发生DA重塑，从而导致DA解剖学上的永久性关闭。DA重塑必须以DA内膜缺氧缺血为基础。DA的SMC功能性收缩后导致内膜缺氧缺血，触发细胞凋亡，诱导生长因子如血管内皮生长因子及转化生长因子生成，刺激内膜增生，完成DA重塑及解剖关闭。而未成熟的DA，滋养血管仅在外膜，DA的营养主要由管腔里的血液提供，对滋养血管的依赖较小；另外，因为血管壁薄，管腔相对较大，所以管壁无血管区相对较窄；再者DA平滑肌细胞及内膜垫发育不良，致使出生后氧诱导平滑肌收缩无力，管腔里的血流并未完全阻断，故管壁内膜不能形成足够的"缺氧缺血地带"，不易发生DA重塑，导致解剖关闭失败。

（六）遗传因素与PDA

研究发现，早产儿发生PDA具有高度家族性，且与环境因素及遗传因素相关。

二、早产儿PDA的临床表现和诊断

PDA早产儿在早期无症状，随着新生儿肺部顺应性好转，肺动脉压力下降，导管水平左向右分流加大，出现一系列症状。

（一）临床症状

脉压加大（> 25 ~ 35mmHg）、心前区搏动增强、水冲脉；胸骨左缘第二肋间粗糙的收缩期杂音（连续性的杂音较少出现）；心动过速（HR > 160 ~ 170次/min）；呼吸增快、吸氧浓度或呼吸机参数增加，生后3 ~ 4d肺部疾病好转后再次加重；已经应用机械通气的患儿再次出现呼吸暂停，不能用感染或其他原因解释的代谢性酸中毒，均提示导管开放。

（二）心脏彩超检查

导管水平分流可以作为判断PDA存在和严重程度的标准。导管越大，左房和主动脉比值越大，提示左向右分流越严重。PDA最常见单纯收缩期左向右分流，如果同时出现舒张期分流，提示分流量大；出现右向左分流提示肺动脉高压，也是反映严重程度的标准。

（三）血清肌钙蛋白（cTnT）和B型尿钠肽（BNP）

研究发现，定量cTnT结果与心脏彩超PDA分流严重程度相关，并随着动脉导管的关闭而下降，通过联检cTnT和N端蛋白BNP（NT-proBNP），发现具有很好的应用价值。目前认为，cTnT和BNP可作为判断PDA分流程度和治疗效果的指标。

（四）症状性PDA

Cooke等将症状性PDA定义为确诊PDA患儿出现临床上和放射学改变证据的心力衰竭。

Malviya等定义症状性PDA的标准是：出现临床征象（心脏杂音、水冲脉、心动过速、心前区搏动增强、脉压增大、呼吸情况恶化）之一加上以下全部的超声学标准：

（1）证实左向右分流。

（2）左房与主动脉根部比值 > 1.3。

（3）导管直径。

（4）心室舒张期主肺动脉混杂血流伴有导管下主动脉向后血流和导管上主动脉向前血流（可被认为是双向双期的分流存在）。

Tschuppert等分析PDA治疗疗效和导管直径大小之间的关系，设定了一个界值为导管直径的平方和出生体重的比值，在界值在9mm²/kg的患儿中，87.5%在应用吲哚美辛后导管关闭；界值 > 9mm²/kg的患儿中，41.5%吲哚美辛治疗失败，并由此认定，该界值可以作为手术治疗的参考。

三、PDA的治疗

目前，早产儿PDA治疗主要是针对症状性PDA的预防及其治疗。治疗方法包括对症治疗、药物治疗、手术结扎和导管封堵等。对症治疗包括限液、密切的临床观察以及机械通气等支持治疗。药物治疗可选择的药物包括吲哚美辛、布洛芬等。手术结扎动脉导管常作为药物治疗失败后的最终选择。目前较为一致的观点是，在对症治疗的基础上对有症状的早产儿进行药物治疗或手术治疗，大多数新生儿重症监护室中，药物治疗PDA是首选。

（一）吲哚美辛的应用

吲哚美辛是非选择性环氧化酶（COX）抑制剂，同时抑制COX-1和COX-2的活性，肾脏和胃肠道的不良反应也较大。静脉制剂是首选的剂型。国内吲哚美辛通常为肠溶片。常用剂量每剂0.2mg/kg，间隔12~24h，连用3剂。近期研究发现，吲哚美辛其有效血药浓度安全范围较窄，且具有一系列不良反应，如加重新生儿黄疸、出血倾向、血糖降低、暂时或永久性肾功能不全、新生儿坏死性小肠结肠炎、胃肠道出血及脑细胞氧化作用降低等，使其临床应用受到一定的限制。

（二）布洛芬的应用

布洛芬也是非选择性COX抑制剂，对COX-2的抑制作用较明显。布洛芬可显著降低血浆前列腺素水平，且此种用法能使新生儿血浆前列腺素水平持续降低72h，这对动脉导管关闭来说意义重大。推荐使用剂量：第1剂10mg/kg，第2、3剂5mg/kg，间隔24h。口服布洛芬的胃肠道不良反应少，而且与静脉制剂有效性和安全性相当。但布洛芬可能继发肺动脉高压，对远期预后的影响有待进一步研究。

（三）手术治疗

PDA需要在药物治疗失败或药物禁忌时尽快进行手术结扎。但药物治疗失败后何时进行手术结扎仍未明确。有研究显示，如果通过延长药物治疗来避免外科手术，会增加发病率、延长呼吸机使用时间及住院时间，甚至会增加BPD、ROP和IVH的危险，此研究推荐布洛芬治疗2个疗程失败后，若中心血管灌注评分系统（CVD）评分仍>3分，应立即进行手术结扎，以改善患儿的临床结局。一般认为手术治疗的适应证包括有药物治疗禁忌情况和第2疗程治疗失败的症状性PDA。早期结扎（<14天）可以改善患儿喂养耐受，减少静脉营养应用时间及机械通气。手术结扎动脉导管有血压波动、感染、乳糜胸、喉神经麻痹、声带麻痹甚至死亡的危险。因此，手术治疗是症状性PDA药物治疗失败的最后选择。

四、早产儿PDA的诊疗共识

（1）早产儿PDA在新生儿期常无法自闭，并在肺部疾病好转后出现症状。

（2）小胎龄、产前未应用类固醇激素、呼吸窘迫综合征、宫内发育迟缓和双胎或多胎会增加PDA的发生率。

（3）有PDA高风险的早产儿需要密切注意动脉导管开放的症状。

（4）心脏彩超可以先于临床症状发现导管水平的分流，对有高危因素的早产儿要在出生72h后尽早检查。

（5）判断PDA是否存在显著的左向右分流，应从临床症状、胸部X线片、心脏彩超等检查结果综合评价，尽量用客观指标。

（6）目前不推荐任何的预防性治疗。

（7）最佳的药物治疗时间是生后4~7d。

（8）对有肺部疾病的早产儿，尽早进行心脏彩超检查，发现PDA存在，应该及早治疗。

（9）适当的限制液体入量，有助于PDA治疗和提高早产儿存活率。

（10）吲哚美辛首选静脉制剂，治疗剂量和时间仍然有争议，治疗期间应监测尿量、肾功能、出血症状和血小板。

（11）布洛芬对比吲哚美辛的有效性和安全性仍然需要进一步研究。

（12）有药物治疗禁忌和第2疗程治疗失败的症状性PDA可考虑手术，是否手术和手术时机的选择应多方面考虑。

第六节　新生儿先天性心脏病的手术前处理

一、概述

先天性心脏病以心脏、瓣膜、大血管各种发育畸形的不同命名为各种类型的先天性心脏病，病因不明，可能与宫内感染、环境因素、遗传、基因突变等有关，发病率为严重复杂心脏畸形，如不经治疗，30%在生后1个月夭折，60%在1岁以内死亡。1938年美国波士顿儿童医院首次为一名17天新生儿进行动脉导管结扎，开启了新生儿心脏外科，越来越多以往在新生儿期死亡的心脏病得到救治。由于先天性心脏病畸形的复杂性，部分先天性心脏病患者在术前需药物维持生命，为赢得手术提供时间保障，使其在新生儿期完成姑息或根治的手术治疗。

二、诊断

（一）孕期病史和家族史

包括宫内感染、孕期疾病史和用药史、胎儿生长发育、产前心脏超声检查、家族有无先天性心脏病。

（二）临床症状

1.发绀　为中央性发绀，吸氧不能缓解，可为全身持续性发绀，或上下肢差异性发绀。

2.心脏杂音　杂音的出现取决于心脏结构畸形，瓣膜病变和房室瓣的反流出现杂音往往在生后不久即可出现，间隔缺损的杂音常在1周以后出现。

3.充血性心力衰竭　主要由容量负荷或压力负荷增加所致。

4.心律失常　房室传导阻滞或快速心律失常。

（三）心电图

心房肥大、心室肥大、心室传导紊乱及ST-T改变，对诊断先天性心脏病有一定的局限性。

（四）胸部X线检查

心影增大或异常心影、肺动脉段改变、肺血增多或减少。

（五）超声心动图

主要鉴别心脏结构、瓣膜、大血管畸形，对血流动力学及心脏功能进行客观评价，是目前最重要的无创诊断方法。

（六）心导管及心血管造影

为有创检查，上述检查不能明确诊断时采用。

三、鉴别诊断

（一）肺部疾病

肺炎、肺透明膜病、先天性膈疝等，临床可表现呼吸窘迫、发绀需与鉴别，但上述疾病均有典型胸片改变，而心影大小正常，超声心动图无心脏结构畸形。

（二）新生儿持续肺动脉高压

由于肺或肺外原因引起围产期严重缺氧酸中毒，导致肺血管阻力在生后不能下降，肺循环压力大于体循环压力，在卵圆孔和动脉导管水平出现右向左分流，临床表现呼吸窘迫、严重发绀，需与发绀型先天性心脏病鉴别，可通过高氧高通气试验、导管前后分流试验、胸片、超声心动图检查明确诊断。

（三）重症脓毒症/脓毒性休克

患者表现为烦躁或抑制、呼吸窘迫、心率快、皮肤花斑低灌注需与体循环梗阻型先心病鉴别（如主动脉瓣狭窄、主动脉缩窄、左心发育不良综合征）需注意测定上下肢血压、血氧饱和度是否有差异及完善超声心动图检查。

四、先天性心脏病的围术期内科处理

（一）一般治疗

1.保持体温稳定　置于暖箱或远红外开放式暖箱，方便观察病情和监护治疗。

2.喂养　少量多次喂养，高热卡肠内营养制剂应用，经口喂养不能耐受者可考虑鼻胃管喂养，肠内喂养不能耐受喂养者可给予肠外营养支持。

3.氧疗　鼻导管或面罩给氧；有明显低氧血症及高碳酸血症或严重心功能不全、心源性休克应考虑机械通气；对依赖动脉导管开放生存的先心病（肺瓣闭锁或肺动脉闭锁、完全性大血管转位、左心发育不良综合征、主动脉弓离断等）需谨慎用氧。

4.纠正代谢、内环境失衡　纠正低血糖、低钙、酸中毒，维持钾离子平衡。

（二）前列腺素E1维持动脉导管开放

1.适应证

（1）依赖动脉导管供应肺循环的发绀型心脏病：室间隔完整的肺动脉闭锁、伴室间隔缺损的肺动脉闭锁、危重型肺动脉狭窄，三尖瓣闭锁、Ebstein畸形。

（2）依赖动脉导管灌注体循环的发绀型心脏病：主动脉弓离断、左心发育不良综合征、危重型主动脉瓣狭窄。

（3）完全性大动脉转位、极重型法洛四联征、完全性肺静脉异位引流伴房间隔交通极小者。

2.用法　前列腺素 E_1（PGE_1）初始剂量 $0.05 \sim 0.1 \mu g/(kg \cdot min)$，达到理想疗效，血氧饱和度大于75%以上，可将剂量逐渐降至 $0.01 \mu g/(kg \cdot min)$，直至手术。

3.不良反应　发热、面部泛红、血小板抑制、白细胞升高等，停药后恢复，严重并发症为呼吸暂停，如不及时处理可致死亡。用该药物时需给予监护，一旦发生呼吸暂停可先停用 PGE_1，对症处理，必要时气管插管机械通气。

（三）心力衰竭治疗

1.洋地黄制剂　先心病并发心力衰竭多为急性和严重，多采用洋地黄化法治疗，但易发生中毒，尤其早产儿。目前临床常用药物为地高辛，根据胎龄和日龄不同其剂量和用法不同（表2-1）。

表2-1　新生儿地高辛剂量用法

地高辛负荷量			地高辛维持量			
纠正胎龄（周）	静脉（μg/kg）	口服（μg/kg）	纠正胎龄（周）	静脉（μg/kg）	口服（μg/kg）	间隔时间（h）
≤29	15	20	≤29	4	5	24
30~36	20	25	30~36	5	6	24
37~48	30	40	37~48	4	5	12
≥49	40	50	≥49	5	6	12

注　负荷量24小时分三次给予。

2.β肾上腺素能受体兴奋剂　作用迅速，持续时间短为特点，使心肌收缩力增强、心排量增加，对心率、周围血管和肾血流的作用因药物及剂量不同，根据先心病的血流动力学特点选择不同的药物（表2-2）。

表2-2　β肾上腺素能受体兴奋剂的剂量用法

药物	剂量范围μg/（kg·min）	用法
多巴胺	2~20（最大量30）	静脉输注
多巴酚丁胺	2~20	静脉输注
肾上腺素	0.1~1.0	静脉输注
异丙肾上腺素	0.05~1.0	静脉输注

3.磷酸二酯酶抑制剂　增加心搏出作用，而不增加心肌耗氧，又有扩血管功能，使体循环和肺循环的血管扩张，减轻心脏后负荷。临床目前使用米力农，其剂量范围是：负荷量0.75μg/kg静脉输注1h以上，随后给予0.5~0.75μg/（kg·min），早产儿胎龄<30周：负荷量0.75μg/kg输注3h，随后给予0.2μg（kg·min）。

4.扩血管药物　降低心脏前、后负荷，用于正性肌力药物后心功能无明显改善的患儿，对前负荷不足、低血压伴有右心室流出道梗阻的先心病不能使用（表2-3）。

5.降低肺动脉压力药物

（1）西地那非：磷酸二酯酶V抑制剂，用于降低肺动脉压，0.5~2mg/kg，q6~12h，口服。

（2）波生坦：与内皮素受体竞争结合，降低肺血管阻力，1.5mg/（kg·d）qd口服，4周后剂量可加至3mg/（kg·d），每日口服。

表2-3　扩血管药物的作用、剂量和用法

扩血管药物	作用	剂量范围	用法
酚妥拉明	α受体阻滞剂降低心脏后负荷	2.5～15μg/（kg·min）	静脉滴注
硝苯地平	扩张小血管	0.3mg/（kg·d）	口服
依那普利	血管紧张素转换酶抑制剂，降低心脏后负荷	0.05～0.4mg/（kg·d）	Q12～24h口服
硝酸甘油	增加静脉血管容量，具有潜在扩张冠状动脉作用	0.5～5μg/（kg·min）	静脉滴注
卡托普利	血管紧张素转换酶抑制剂，降低心脏后负荷	0.1～0.5mg/kg	q8～12h，口服
硝普钠	直接扩血管作用，减轻心脏后负荷	0.25～5μg/（kg·min），从小剂量开始，0.25～0.5μg/（kg·min），每20min可增加剂量，新生儿需谨慎使用，持续时间不超过48h	静脉滴注

6.利尿剂　通过利尿作用，减轻心脏前负荷，呋塞米1mg/kg静脉注射，氢氯噻嗪1～2mg/（kg·d）口服，螺内酯1～3mg/（kg·d）口服。

（四）心导管介入治疗

1.球囊房隔造口术　适用于依赖足够的房间隔交通以改善异常的血流动力学及低氧血症的先心病，如完全性肺静脉异位引流，三尖瓣闭锁。

2.球囊瓣膜成形术　改善心功能，使其活到外科纠治的年龄，适用于重度肺动脉瓣狭窄，重度主动脉瓣狭窄。

3.球囊主动脉成形术　用于主动脉脉弓缩窄，但其复发率高，只能作为急诊姑息疗法，缓解心功能不全，以赢得手术时机。

第三章 神经系统疾病

第一节 新生儿惊厥

一、概述

新生儿惊厥是新生儿期神经系统疾病或功能异常最常见的临床表现。在新生儿期尤其是生后第1周内的发生率很高，随着年龄的增加其发生率逐渐下降。新生儿惊厥常提示体内存在严重的原发病，如缺氧缺血性脑病、颅内出血、感染等。研究证明，惊厥可影响新生儿期后的脑发育，可产生一系列神经系统后遗症，因此一旦发现惊厥，必须立即寻找病因并给予处理。

二、病因

新生儿惊厥的病因众多，很多惊厥是在其内在疾病的发展过程中出现的，但同时惊厥可能为某些疾病的首发症状和体征。近年来缺氧缺血性脑病已跃居病因的首位，感染和单纯代谢因素所占比例较前明显下降。常见的新生儿惊厥原因包括：

（一）围产期合并症

窒息、缺氧缺血性脑病、颅脑损伤、颅内出血、脑梗死等。

（二）感染

宫内感染或生后感染，引起脑炎、脑膜炎、败血症等。

（三）代谢—内分泌因素

低血糖、低血钙、低血镁、核黄疸、维生素B_6缺乏症、甲状旁腺功能低下、先天性酶缺陷等。

（四）药物相关性惊厥

包括药物中毒和撤药综合征。

（五）其他

先天性脑发育不全、染色体病、基因缺陷病等。

三、诊断

（一）病史

母孕期接触史、疾病史、分娩史、家族遗传史及用药史，患儿的喂养史、黄疸情况、有无感染，详细询问惊厥的发生时间则有助于鉴别诊断。

（二）体格检查

除观察了解惊厥表现、伴随症状、神经系统体征外，还应注意有无其他部位畸形，皮肤改变如皮疹、黄疸、色素沉着或脱失，有无其他感染灶等。

（三）临床表现

根据临床表现将新生儿惊厥分为：微小型、强直型、多灶性阵挛型、局灶性阵挛型和全身性肌阵挛型。

1.微小型　是新生儿期最常见的惊厥表现形式，表现为呼吸暂停、眼部异常运动（如眨眼，眼球震颤）、口—颊—舌异常运动（如吸吮、咀嚼、面肌抽动）、异常肢体运动（如上肢划船样、游泳样动作，下肢踏车样动作）。

2.强直型　单个肢体或四肢强直型伸展，或双下肢强直而双上肢屈曲，全身强直型可有躯干后仰或俯屈。常伴呼吸暂停、双眼上翻、意识模糊。此型是疾病严重的征象，提示脑器质性病变，如化脓性脑膜炎、核黄疸、重度颅内出血等。

3.多灶性阵挛型　由一个肢体移向另一个肢体或身体一侧向另一侧的游走性、阵挛性抽动。常伴意识障碍，多见于缺氧缺血性脑病、颅内出血和感染。

4.局灶性阵挛型　身体某个部位局限性阵挛，常见于单个肢体或一侧面部，然后扩大到身体同侧的其他部位。通常意识清醒或轻度障碍，多见于代谢异常、脑局部损伤如出血或梗死。

5.全身性肌阵挛型　表现为肢体反复短促的屈曲性痉挛，躯干同样也可发生。此型新生儿期少见，往往提示弥散性脑损害，预后不良。

（四）辅助检查

结合病史和临床表现安排合理的检查进一步明确诊断。

1.生化检查　血糖、血气、血电解质、血氨、血乳酸，必要时行氨基酸或有机酸检查。

2.感染排查　TORCH、血培养、脑脊液常规生化及培养。

3.有遗传家族史者行特殊代谢物筛查，染色体及基因分析。

4.影像学检查　头颅X线片、MRI、CT和颅脑超声。

5.脑电图　对病因诊断意义不大，但有助于判断疗效和评估预后。

四、鉴别诊断

（一）新生儿颤抖

可因声音、皮肤刺激或牵拉某一关节诱发，表现为踝部、膝部和下颌抖动。区别之处在于发作时无眼球凝视，弯曲抖动肢体后发作立可停止，不伴有脑电图异常。

（二）早产儿呼吸暂停

表现为呼吸暂停伴心率下降。区别处在于无眼球活动改变，刺激后即可缓解，且呼吸兴奋剂治疗有效。

五、治疗

新生儿惊厥发作的处理原则为：

（1）及时控制惊厥发作。

（2）及时诊断处理导致惊厥的原发病。

（3）脑损伤的保护与对症治疗。

（一）一般治疗

保暖、保持呼吸道畅通，维持水、电解质及酸碱平衡，静脉营养支持、监护生命体征，由脑水肿所致的颅压增高可用20%甘露醇0.25～0.5g/kg，每天2～4次。

（二）病因治疗

新生儿惊厥一经发现，应立即诊断病因给予治疗，尽量去除或缓解引起惊厥的原发疾病。

（三）抗惊厥药物治疗

常用抗惊厥药物用法见表3-1。

表3-1 常用抗惊厥药物用法

药物名称	起始剂量	给药方式	维持剂量
苯巴比妥	15～20mg/kg	IV	5mg/kg，间隔12h分2次
苯巴比妥	10～20mg/kg	IV	5mg/kg，间隔12h分2次
地西泮	0.3～0.5mg/kg	IV	15～20min后可重复使用
氯硝安定	0.05mg/kg	IV	20min后可重复使用
咪达唑仑	0.05～0.15mg/kg	IV	0.01～0.06mg/（kg·h）
水合氯醛	30～50mg/kg	PO/PR	——

1.苯巴比妥钠 首选苯巴比妥控制，其优点为静脉注射见效快、半衰期长、作用持续时间长和不良反应小。负荷量为15～20mg/kg，静脉推注。惊厥停止后12～24h给予维持量5mg/kg，间隔12h分2次静脉注射。

2.苯妥英钠 使用苯巴比妥无效时使用。负荷量10～20mg/kg，分次缓慢静脉推注。惊厥控制后12h予以维持量5mg/kg，间隔12h分2次静脉注射。

3.地西泮 上述药物控制惊厥无效时可改用地西泮，每次0.3～0.5mg/kg，缓慢推注，15～20min后可重复。应注意该药作用时间短，对呼吸和心率有抑制作用。

4.氯硝西泮 每次0.05mg/kg，缓慢推注，20min后可重复。注意使用时常引起新生儿唾液和支气管分泌物增加。

5.咪达唑仑 首次0.05～0.15mg/kg，缓慢推注，此后0.01～0.06mg/（kg·h）维持静脉滴注，用药1h内可控制惊厥，并减少惊厥发作频率。

6.水合氯醛 每次30～50mg/kg，口服或灌肠，起效较快，常用于配合检查时。

第二节 脑积水

一、病因

（一）脑积水常见原因

（1）脑脊液产生过量。

（2）蛛网膜吸收脑脊液障碍。

（3）脑脊液循环发生障碍。

循环障碍导致脑脊液过多而导致脑室增大是造成新生儿头围异常增大最常见原因，通常由中脑导水管、第四脑室出口梗阻或围绕脑干和大脑表面的蛛网膜下隙阻塞所致。

（二）发生脑积水常见疾病

1.先天性畸形　如先天性中脑导水管狭窄、Dandy-Walker畸形或ArNOld-Chiari畸形及其他脑发育畸形、脑膜膨出、脊柱裂、脊髓脊膜膨出等。

2.感染　如化脓性脑膜炎或结核性脑膜炎治疗不佳，增生的纤维组织阻塞脑脊液循环通路，多见于第四脑室孔及脑底部蛛网膜下间隙粘连。

3.出血　最常见为早产儿脑室内出血（IVH）后脑积水（PHH），脑积水发生率与脑室内出血程度密切相关，Ⅱ级脑室内出血患儿脑积水发生率15%～20%，Ⅲ级IVH发生脑积水大于50%。

4.肿瘤　颅内肿瘤阻塞脑脊液循环，较多见于第四脑室附近，新生儿期肿瘤较少见。

在活产婴儿中脑积水总的发病率占1:1000，新生儿先天性脑积水常见原因：中脑导水管狭窄（33%）、脊髓脊膜膨出相关的脑积水（28%）、先天性交通性脑积水（22%）、Dandy-Walker综合征合并脑积水（7%），其他如与基因异常有关的综合征、宫内感染等。

二、临床表现

先天性脑积水患儿多在出生后第1天即有临床表现和体格检查的异常。临床特征是患儿头围进行性增大，前囟随之扩大膨隆，头颅与身体的生长比例失调，特别是头大面小、前额突出、颅骨菲薄、浅静脉怒张、头皮有光泽；头部叩诊可出现叩破壶样音或熟透的西瓜音，患儿竖头困难，需人扶助或自然下垂状，出现"落日眼"征。

三、诊断

临床可疑症状加上头围进行性增大，颅内压升高表现，均要怀疑脑积水。诊断主要依靠头颅X线片、颅脑超声、CT或MRI等影像学检查。X线可显示颅缝分离、局部骨质变薄或颅内钙化；超声能确定脑室扩大的程度，连续随访脑积水进展状况；MRI、CT能显示脑室大小和可能阻塞的部位，除外中脑导水管的狭窄、颅脑肿瘤或颅后窝囊肿等畸形。影像学检查有脑室扩张同时脑室边缘毛糙者，应怀疑宫内感染。如癫痫发作，需作脑电图检查。

CT和MRI：脑室和脑池扩大，以侧脑室的颞角和额角变钝、变圆最为典型。第三脑室的扩大也较为明显，首先为视隐窝和漏斗隐窝，以后是前后壁。侧脑室枕角扩大较晚，但诊断意义最大。对于一些凭经验无法判断的病例，则可以用已建立的测量标准进行评估。这里介绍计算脑室径与双顶间径比例（V/BP）的方法：在显示侧脑室最大径的层面上，测量侧脑室中间部分的脑室径（V）与双顶间径（BP）的比值（V/BP）；正常值＜25%；26%～40%轻型脑积水；41%～60%为中型脑积水；61%～90%为重型脑积水；90%以上为极重型。MRI还可以显示扩大的侧脑室旁脑白质内的间质性水肿，有利于对脑实质损伤的评价。另外，MRI在诊断导水管狭窄、阻塞方面已基本替代脑室造影。

四、治疗

部分患儿不需要手术治疗，症状可自行缓解或通过药物治疗控制，但是需要严密监控患儿症状。我们建议治疗流程和选择如下：中重度脑积水应以手术治疗为主，可分为病因治疗、减少脑脊液生成及脑脊液分流术两种。

（一）病因治疗

对阻塞性脑积水，解除阻塞病因是最理想的方法。如中脑导水管成形术或扩张术、第四脑室正中孔切开或成形术、枕大孔先天畸形者作颅后窝及上颈椎椎板减压术。切除阻塞脑脊液流通的肿瘤、囊肿等。

（二）减少脑脊液形成

如侧脑室脉络丛切除或电灼术，主要用于大脑导水管无阻塞的交通性脑积水，因疗效差，现已很少采用。

（三）脑脊液分流术

脑脊液分流术是将脑室或腰椎管腔的脑脊液分流至其他体腔，可用于治疗交通性脑积水和阻塞性脑积水。具体方法包括：

1.脑室与脑池分流　如侧脑室枕大池分流术（TOrkildsen手术）、第三脑室造瘘术、侧脑室环池造瘘术、侧脑室胼胝体周围池造瘘术。主要用于脑室系统阻塞，而大脑表面蛛网膜颗粒吸收正常的脑积水。

2.脑室与体腔分流　如侧脑室腹腔分流、脑室胸腔分流术等。

3.将脑脊液引出体外，如侧脑室鼓室分流术、侧脑室或脑池输尿管分流术、侧脑室或脑池输卵管分流术等。

4.将脑脊液引入心血管系统，这是最符合生理的，如脑室心房分流术、脑室颈内静脉分流术等。

上述脑脊液分流术式中许多因疗效差，或易致较多并发症现已被淘汰。如脑室胸腔分流可引起胸腔大量积液而产生呼吸困难；脑室乳突分流易引起脑膜炎或脑脊液耳漏；脑室或脑池输尿管分流易导致患儿水电解质失衡；脑蛛网膜下隙腹腔分流易诱发小脑扁桃体下疝。

目前临床上常用脑室腹腔分流术及脑室心房分流术，两法疗效相似。脑室腹腔分流术操作简便，可适应儿童身高增长，但可出现分流管堵塞、感染、假性囊肿形成、引流管移位、脏器穿孔等并发症；而脑室心房分流术，除可产生与其他分流术相似并发症外，还有一些较严重并发症，如气体栓塞、心律失常和因引流管穿透心脏而引起的心包堵塞等心脏并发症；腔静脉血栓形成和心房血栓形成，以及血栓脱落引起肺梗死等。因此脑室腹腔分流术为脑积水分流的首选方法，只有在某些原因如腹腔粘连感染等情况下，才考虑脑室心房分流术。

五、脑室腹腔分流术后并发症

近年来大量回顾研究表明，V-P分流术后1年内并发症发生率高达40%，2年内高达50%，任何一种并发症都会给该病的治疗带来极大的影响。

（一）分流管堵塞

文献报道分流管堵塞的发生率为28%。堵塞分为脑室端和腹腔端，脑室端77.1%，腹腔端12%～34%。通常认为脑室端堵塞的常见原因为：穿刺时脑组织碎片或血凝块堵塞；脑脊液蛋白质成分过高，穿刺时被侧脑室内脉络丛包绕；逆行感染引起脓性分泌物堵塞等。其中，脉络丛组织是造成堵塞的主要原因。文献报道侧脑室额角穿刺可以明显减少分流管的梗阻，在于此部位额角宽大，穿刺准确，易于成功，同时因无脉络丛及脑的重要功能区，对侧脑脊液经Monro孔流向分流管的压力梯度小，出现脑组织损伤及脑室内出血的并发症少。腹腔端堵塞的原因主要是为腹腔端过长或过短，被大网膜包裹，或易于打折或成角。Amell等的研究发现：分流术后初始阶段，腹腔对CSF的刺激产生短暂的无菌性反应，形成假性囊肿或造成CSF积聚，致使分流管腹腔端发生堵塞。目前腹腔端多预留腹腔20～30cm左右，不作固定，分流管活动幅度大，不易被大网膜包裹，同时随小儿生长发育，管自动拉出调节。有文献报道腹腔镜辅助腹腔置管，增加了手术的直视性减少盲目性，使分流效果更加确切。

（二）分流管感染

亦是脑室-腹腔分流术后较严重的并发症之一，文献报道发生率为6%～23%。MancaO等研究表明，在分流术后最初8周是感染发生的高峰期，而在28周以后的感染发生率明显降低。感染包括颅内感染，分流管皮下隧道感染及腹膜炎等。感染原因一般认为系手术时细菌污染分流装置引起，有时与分流管的异物有关，也可由分流装置上的局部皮肤坏死或细菌穿过肠壁污染脑脊液分流管导致颅内逆行感染。目前国内外的研究治疗均认为分流手术的相关感染以革兰阳性球菌为主。因此，术前、术后应用抗生素应当是对革兰阳性球菌敏感的广谱抗生素。一旦发生感染，应积极抗感染治疗，但往往单纯抗感染治疗并不能使所有的感染获得控制。因为分流管对患儿机体而言是一异物，感染会较难控制；并且细菌在分流管内聚集，抗菌药物也难以到达脑脊液分流管内。因此，当感染难以控制时，应及时拔除脑脊液分流管。近年来认为并非所有患儿在分流感染控制后都需再分流，部分患儿在感染控制后并无颅高压症状，未再行分流手术。Kulkarni曾报告，脑积水分流术后颅内感染若再手术，其病死率是无感染患者的2倍。

（三）分流过度

脑脊液分流过快使脑室内压力迅速减低导致脑皮层与硬脑膜相连的桥静脉断裂出血，表现为硬膜下出血。分流过度还可导致脑室塌陷，引起室管膜阻塞脑室内分流口，造成阻塞，脑室顺应性下降，引起裂隙样脑室。有报道发生率可达1.6%。导致脑脊液分流过度的主要机制是患儿的体位变化诱发了虹吸作用，在生理条件下，CSF生成部位（侧脑室）与吸收部位（静脉窦）之间没有明显的流体静水压，因而CSF循环不受体位变化的影响。然而当行VP分流术后，由于重力的作用，脑室与腹腔之间产生了60～80cmH$_2$O压力差，从而加快了分流管内液体的流动，诱发了分流过度。所以，术前应根据脑脊液压力选择合适的分流管，一般多采用中压分流管。术后给予静脉补充足量液体，以维持正常的颅内压，不宜过频的按压脑脊液分流阀门，同时注意术后避免剧烈运动及头部碰撞。目前有越来越多的人推荐使用可调压式脑脊液分流管治疗脑积水，可使过度分流的并发症相对减少。

（四）消化道症状

术后可出现腹痛，腹胀，食欲减退等消化道症状，还有的病例伴发恶心，呕吐。造成这些症状的原因，除手术操作外，主要为脑脊液引流到腹腔后对腹膜或其他腹腔脏器产生刺激所致。只要予以对症治疗，一般一周左右症状会自行消失。有报道分流管自肛门、阴道脱出，认为是分流管在腹腔内引起排异反应，纤维素包裹分流管尖端对肠壁反复刺激造成肠壁破溃所致。

（五）癫痫

脑室—腹腔分流术后癫痫发生率为 9% ~ 24%。Dan 等对 207 例分流术中的 180 例进行随访，其中 17 例发生癫痫，占 9.4%。COpeland 分析 91 例分流患者发生癫痫 19 例，占 24%，发生时间大多为术后 24h ~ 3 年不等，主要以大发作为主。有人认为脑室穿刺的皮质损伤可诱发癫痫，穿刺额角的癫痫发生率高于经枕角或三角部者。一般脑电图显示的癫痫灶位于置管侧半球，提示与分流管有关。所以有人认为术前、术后口服抗癫痫药物应作为常规。

（六）其他并发症

脑脊液分泌量超过腹腔吸收能力可导致大量腹腔积液；分流管腹腔端固定过死，不能在皮下游走，在做剧烈活动时可导致分流管断裂；重度脑积水分流不足导致脑脊液漏、脑脊液皮下积聚；近年来国外文献有封闭型四脑室概念的提出，多发生于儿童脑积水分流术后，由分流术后各种原因引起的第四脑室出入口封闭引起，国内称之为孤立的第四脑室。上述并发症相对来说都比较罕见。

综上所述，虽然脑室—腹腔分流术存在较多并发症，但目前仍是儿童脑积水治疗的首选方法。只要能充分认识各种并发症的发生及给予正确的处理，就能将其危害降到最低限度。

六、预后

预后主要取决于原发病因和分流效果。先天性交通性脑积水患儿 2/3 预后良好，神经发育不受影响。合并其他畸形时，脑积水预后相对较差，不伴发其他畸形的 Dandy–Walker 综合征患儿 75% 智力和行为发育正常。

第三节　新生儿化脓性脑膜炎

新生儿化脓性脑膜炎，又称新生儿细菌性脑膜炎，是一种常见的新生儿神经系统感染性疾病。发病多与败血症相关，少数由临近组织器官感染蔓延所致。即使在发达国家仍有较高的发病率（0.6%），因其早期临床症状体征不典型，可引起严重的神经系统后遗症，且有着很高的病死率。

一、新生儿化脓性脑膜炎病原学和药敏

（一）病原学

新生儿化脓性脑膜炎的病原学存在地区性差异，由于新生儿免疫功能低下，易感染条件致病菌欧美发达国家多以 B 族链球菌（GBS）、大肠埃希菌及李斯特菌等常见，发展中国家报道差异较大，但以 B 族链球菌较为多见。在亚洲，我国台湾省及韩国均报道 B 族链球菌及大

肠埃希菌为最常见新生儿化脓性脑膜炎致病菌。国内多以凝固酶阴性葡萄球菌（CNS）及大肠埃希菌最为常见。

国内2015年报道，新生儿化脓性脑膜炎病原菌前后5年比较，革兰阳性菌和阴性菌构成无明显变化，革兰阳性菌占比均大于50%。大肠埃希菌前后5年均占首位，除链球菌在近5年新生儿化脓性脑膜炎中发病有升高趋势，其余常见致病菌构成变化不大。在早发型病例中，最常见病原菌为链球菌，其次为大肠埃希菌，链球菌在发病日龄≤3天的早发型中更多见，主要考虑与母亲阴道定植后垂直传播等有关。在晚发型病例中，大肠埃希菌仍占首位，其次为CNS，CNS在晚发型病例中较常见，考虑与患儿接触外界环境中大量存在的葡萄球菌属较多有关。

大肠埃希菌可寄居在正常人的肠道以及生殖道，分娩过程（特别是自然分娩者）为新生儿暴露于该菌的高风险期；后期因新生儿肠道黏膜通透性大以及肠道免疫因子分泌不足等原因，导致新生儿成为大肠埃希菌感染的高危人群。此外，因大肠埃希菌抗体属于IgM，不能通过胎盘，新生儿对此菌缺乏先天的免疫能力，因而该菌成为新生儿化脓性脑膜炎的主要病原菌。

以往认为发展中国家GBS的感染率较低，但近年来GBS脑膜炎的发病率也在逐年提高，GBS已成为我国不少经济发达地区足月儿细菌性脑膜炎的首要致病菌。

在病原菌不明情况下，当出现发热时间长，脑脊液白细胞数及蛋白水平明显增高，糖水平明显降低等典型化脓性脑膜炎改变时，尤其脑脊液白细胞数 $> 500 \times 10^6/L$，应警惕大肠埃希菌脑膜炎。若治疗过程中脑脊液长时间难以恢复正常，同时有脑膜炎并发症时更需考虑大肠埃希菌感染，抗生素选择上建议尽早使用对大肠埃希菌敏感的抗生素，并严密观察并发症的发生情况。

（二）药敏

目前，在革兰阳性菌中，均未发现对利奈唑胺耐药，CNS和金黄色葡萄球菌对万古霉素及利福平也未发现耐药。链球菌对青霉素未发现耐药。有研究报道，B族链球菌对万古霉素敏感率为95%，说明链球菌对万古霉素有耐药的可能，目前，临床上青霉素仍是治疗链球菌尤其是B族链球菌感染的首选药物。肠球菌对万古霉素未发现耐药，对喹诺酮类耐药率不高。新型恶唑烷酮类抗菌药物利奈唑胺对常见革兰阳性菌未见耐药，且具有组织穿透性强、脑脊液浓度高等特点，为临床治疗耐药及难治革兰阳性菌所致的新生儿化脓性脑膜炎提供了新的选择。

在革兰阴性菌中，大肠埃希菌对氨苄西林耐药率高，对常用二代、三代头孢菌素类抗菌药物耐药率也达40%以上，对阿米卡星、头孢哌酮舒巴坦、亚胺培南未发现耐药，对哌拉西林他唑巴坦、阿莫西林棒酸的耐药率低。

二、新生儿化脓性脑膜炎诊断

（一）分型

早发型：生后3d内发病；晚发型：生后第4~28d发病。

（二）诊断标准

参照第4版《实用新生儿学》：

（1）体温异常（或高或低），精神差，拒奶，惊厥以及凝视等。

（2）颅内压增高表现前囟隆起，骨缝裂开，脑膜刺激征阳性。

（3）CSF白细胞 > 20×10^6/L，糖降低，蛋白升高。

（4）CSF细菌培养阳性或涂片上可见细菌。

符合（1）~（3）可临床诊断，具备（4）可确诊。

对于发热、CRP水平明显或持续升高以及有反应低下、进奶少/吐奶等表现的新生儿以及考虑脓毒症的新生儿应行腰穿检查以便早期诊断及治疗。

（三）脑脊液检查

脑脊液（CSF）培养是确诊化脓性脑膜炎和明确病原的唯一方法。但CSF的培养阳性率极低，临床CSF生化及常规检查的异常，如CSF白细胞计数 > 20×10^6/L、葡萄糖降低、蛋白升高也是诊断的依据。

一般中枢神经系统感染性病变的脑脊液细胞改变大致可分为3个时期：即以粒细胞反应为主的急性炎症期，以淋巴样细胞反应为主的亚急性增生期及以单核样细胞反应为主的修复期。细菌性脑膜炎第1期反应最为明显，在发病初期，由于细菌毒素作用，细胞总数显著增多。急性期中性粒细胞占绝对优势（90%~95%），淋巴细胞仅为5%~10%。经治疗后病情有改善时，细胞总数迅速下降，中性粒细胞急剧下降，免疫活性细胞和单核—吞噬细胞相对或绝对增高。在修复期，细胞总数明显下降，不再有中性粒细胞，此期可持续数周，淋巴细胞逐渐减少，单核—吞噬细胞逐渐增多。典型新生儿化脓性脑膜炎脑脊液白细胞分类1周内以多核细胞为主，之后单核细胞比例逐渐增加并占优势。对于脑脊液明显异常，尤其是脑脊液白细胞数 > 500×10^6/L的新生儿，需考虑大肠埃希菌感染可能，其预后相对较差，应尽早使用对大肠埃希菌敏感的抗生素，严密监测并发症。

由于CSF培养需时长，且早期阶段或经抗生素治疗后CSF的培养常为阴性，生化及常规可能正常，甚至CSF送检的及时性等均可影响CSF生化常规的结果。因此，CSF的检查可能达不到早期诊断的目的。此外，新生儿的腰穿极易出现损伤，早产儿合并脑室内出血时CSF的改变常常和颅内感染相一致而影响诊断。

反转录—聚合酶链反应（RT-PCR）技术的应用有望达到早期诊断并鉴别病原菌的目的，16SrRNA基因是细菌染色体上编码rRNA相对应的DNA序列，目前，绝大多数病原菌的16SrRNA基因测序已完成，因此被选为细菌病原体PCR扩增部分或全部序列的目标，利用PCR技术检测CSF中16SrRNA，其敏感性、特异性与CSF生化/常规相比分别为90.6%比

78.1%、91.7%比80.6%。

（四）磁共振成像

磁共振成像（MRI）因其具有良好的组织分辨率，能提供多方位、多层面全景图像，对微观结构的高敏感度及无辐射等优势已经被越来越多地应用到新生儿神经系统检查中，其对化脓性脑膜炎的合并症检查具有重要的临床意义。

MRI主要用于寻找脑膜炎患儿的临床并发症。扩散加权成像（DWI）序列对感染本身及感染并发症所引起的颅内病变较敏感。因此，临床诊断化脓性脑膜炎的患儿，应常规行MRI平扫及DWI扫描。

三、新生儿化脓性脑膜炎的治疗

病原菌不明确时常常可用头孢噻肟钠联合大剂量青霉素。美罗培南则是产超广谱 β-内酰胺酶（ESBLs）细菌感染或重症患儿的首选药物，面对明确革兰阳性球菌的感染部分地区常直接选用万古霉素或利奈唑胺。大肠埃希菌感染首选头孢噻肟钠、头孢曲松，但头孢曲松能竞争性抑制清蛋白与胆红素的结合，可能会加重新生儿黄疸，故在新生儿应用头孢噻肟钠可能更优于头孢曲松钠。铜绿假单胞菌者仍首选头孢他啶。

推荐疗程：革兰阴性杆菌至少3周，革兰阳性球菌至少2周。治疗后应于2~3天复查CSF了解治疗效果，然而由于新生儿血脑屏障通透性较高的缘故，是否待CSF中蛋白及糖指标完全正常后停药并无特别要求，有报道32.6%的患儿停药时CSF中蛋白数仍高于正常值，但并无复发病例。

糖皮质激素在新生儿的使用争议仍很大，国外一组随机的对照研究表明，地塞米松能够降低新生儿细菌性脑膜炎的病死率，减轻CSF中炎性因子TNF-α、IL-1β水平，治疗24小时后CSF中白细胞及蛋白的水平明显较对照组低。但是，由于糖皮质激素，尤其是地塞米松能通过诱导促进小脑神经元细胞增生的外颗粒层细胞凋亡，从而使早产儿小脑的发育受影响。目前，地塞米松不推荐在新生儿脑膜炎中应用，而其他糖皮质激素如倍他米松、泼尼松龙等方面的研究仍较少。

四、新生儿化脓性脑膜炎的预后

预后主要取决于诊断的时期、感染的微生物的类型以及治疗的时机等。反复抽搐＞72h、昏迷、意识差、癫痫发作、震颤、末梢循环差、严重呼吸窘迫、发热和癫痫持续时间长、外周血白细胞低、脑脊液白细胞高、葡萄糖水平低、蛋白水平高等被认为是预测化脓性脑膜炎神经系统后遗症高风险的重要因素。

新生儿化脓性脑膜炎的神经系统损害是广泛的，严重后遗症包括各种中—重度的脑性瘫痪、癫痫，而更多见的是各种微小神经功能障碍，如视觉损害、听力的损伤以及认知障碍、行为障碍等，且认知功能的障碍在远期后遗症中可能更为多见。住院期间除监测头围、前以及颅缝的变化外，应常规行头颅B超及影像学检查，以便及时发现并发症评估后遗症发生的风险。听觉诱发电位的检查也应作为新生儿化脓性脑膜炎的常规检查。

CSF培养反复阳性患儿的病死率较高。CSF持续阳性者脑室管膜炎的并发症发生率高达

30%~90%。国内外报道，并发症当中硬膜下积液在新生儿的发生率低于婴儿，但并发脑积水、颅内出血、脑软化、脑梗死更为常见，尤其是早产儿。

第四节　早产儿脑室内出血

脑室内出血是早产儿常见的并发症之一，多见于孕周＜34周的早产儿，胎龄越小发病率越高。存活者可遗留神经系统后遗症，导致脑瘫、癫痫及精神运动发育迟滞等严重后果。导致早产儿颅内出血的病因包括围产期脑缺氧缺血、早产、凝血功能障碍及宫内感染等。临床可出现前囟隆起、意识、神智改变、抽搐及贫血等。

一、病因

早产儿脑室内出血通常是侧脑室外生发基质出血破溃入侧脑室所致，病因主要包括：

（一）血管因素

早产儿侧脑室外生发基质血管丰富，血管床大，血管走行不规则，缺乏支持组织，毛细血管壁由单层血管内皮细胞组成，这些特殊的血管结构是早产儿颅内出血的解剖基础。

（二）血管内因素

早产儿脑功能和脑血管自主调节功能发育不完善，颅内压改变时易导致脑血流发生变化，形成"压力被动性脑血流"，导致出血。

（三）血管外因素

生后细胞外液容量降低，是血管外组织压力降低，导致颅内出血。另外全身凝血功能障碍可以导致出血。

二、诊断

（一）病史

任何胎龄早产儿均可能发生颅内出血，主要好发于34周以下早产儿。围产期可有宫内缺氧、出生时窒息和抢救史、宫内感染史或母亲有孕期感染史。部分早产儿曾患有呼吸系统或循环系统疾患，或曾进行过机械通气治疗。

（二）临床表现

临床症状明显与否，取决于脑室内出血的严重程度及有无并发症。临床表现通常分为三种类型：临床无表现型，断续进展型及急剧恶化型。轻度颅内出血（如Ⅰ级或部分Ⅱ级颅内出血）临床多无症状，仅在常规头颅B超筛查时发现。Ⅱ级或部分Ⅲ级颅内出血可表现为继续进展型，临床上出现自发动作减少、肌张力降低及眼球偏斜等症状，临床症状常有好转间隙；急剧恶化型通常见于部分Ⅲ级及Ⅳ级颅内出血，病程进展常较迅速，表现为意识障碍、严重肌张力低下、呼吸节律不整或呼吸暂停，继之出现昏迷、前囟突起、光反射消失、呼吸停止以及强直性惊厥。

（三）头颅B超检查

推荐头颅B超检查作为早产儿脑室内出血的首选检查方法，可进行冠状面和矢状面检查。由于颅内出血可以发生在任何胎龄早产儿，轻度颅内出血临床往往无明显症状，建议对所有早产儿常规进行头颅B超检查。生后3d内进行初次头颅B超检查，以后每隔一周复查1次，直至出院。可酌情复查，出血较重者，至少每隔3d复查1次，直至出血稳定，以及时探查有无出血后脑积水的发生。

头颅B超检查采用Papile等的分级方法将颅内出血分为4级：Ⅰ级：单或双侧室管膜下生发层基质出血；Ⅱ级：室管膜下出血穿破室管膜，引起脑室内出血，但无脑室增大；Ⅲ级：脑室内出血伴脑室增大；Ⅳ级：脑室内出血伴脑室周围出血性梗死。后者在超声中表现为沿侧脑室外上方呈球形或扇形强回声反射，一般为单侧，偶见左右明显不对称。脑室测量方法可测量旁矢状面侧脑室体部最宽纵径，6~10mm为脑室轻度增大，11~15mm为中度增大，>15mm为重度增大；也可由内向外测量旁矢状面侧脑室后角斜径，≥14mm为脑室增大；或可测量脑室增大的任何部位，每次测量取相同部位，以便前后对照。

（四）头颅CT检查

暂无头颅B超检查条件的单位，在早产儿生命体征稳定后，可进行CT检查。为横断面扫描。在出血早期可显示各级颅内出血，但对室管膜下级少量脑室内出血的敏感性不及超声。7~10天后对残余积血不敏感。

（五）头颅MRI检查

在早产儿生命体征稳定后，提倡进行合成磁共振检查，可进行横断面、冠状面及矢状面检查。MRI可清晰显示各级颅内出血。

三、鉴别诊断

（一）电解质紊乱

低钙、低钾及低钠血症患儿可表现为惊厥、呼吸暂停、肌张力降低等，临床表现类似于严重颅内出血。头颅B超、血生化检查、补充电解质后患儿临床症状好转或消失可作鉴别。

（二）颅内感染

细菌、病毒性脑炎或脑膜炎可出现惊厥、意识障碍、肌张力降低或增高等症状，病程中可有发热及感染中毒症状，腰穿脑脊液检查、头颅影像学检查可与颅内出血相鉴别。

四、治疗

（一）一般治疗

常规采用止血药物，如维生素K_1，或应用其他止血药。

（二）控制惊厥

有惊厥者首选苯巴比妥钠静脉注射，负荷量15~20mg/kg，如惊厥未控制可每隔5~10min追加5mg/kg，直至总量达到30mg/kg。24h后给维持量，每天5mg/kg，疗程视病情而定。

（三）其他治疗

严重脑室内出血致脑室显著扩张者，至少在随后的4周内，要常规监测头围大小、前囟变化和临床状态。可酌情选择以下治疗措施：

1.埋置皮下脑脊液存储器　当脑室内出血伴脑室进行性增宽时即可采用该方法。根据病情可每天抽取1~2次脑脊液，每次抽取脑脊液的量视病情而定（一般每次不少于10ml），注意无菌操作，每周进行一次脑脊液常规及生化复查，当脑脊液性质正常、每次穿刺量少于5ml、脑室大小恢复正常且稳定8周后，可停止引流并取出存储器。每周至少复查一次颅脑超声以监测侧脑室大小的变化。

2.体外脑室引流系统 集脑脊液引流、灌洗和溶纤治疗为一体，在严重脑室内出血发生后，于两侧脑室内各置入一根引流管，其中一根用于引流出脑室内的积血及脑脊液，另一根向侧脑室内注入人工脑脊液（可用生理盐水代替，也可加入纤维蛋白溶解剂和抗生素）而达到治疗目的。24h引流量通常比注入量多60~100ml。疗程视病情而定（一般2~7天），当引流出的脑脊液颜色正常时即可停止。

上述方法无效者，可外科脑室—腹腔分流术治疗。

五、预防

（一）减少早产

脑室内出血是早产儿颅内出血的主要发病类型，尽可能减少早产，增加早产儿孕周，减少颅内出血的发生。

（二）恰当的医疗和护理措施

（1）避免和减少对患儿的不良刺激，如尽量减少各种穿刺、避免频繁的肺部物理治疗和吸引、检查和治疗集中进行等。

（2）优化呼吸管理，合理使用机械通气，纠正缺氧和酸中毒，避免低或高碳酸血症，使$PaCO_2$维持在30~50mmHg（可接受的范围是30~55mmHg）。

（3）维持血压在正常范围，避免血压波动，以维持脑血流正常灌注和脑血流动力学稳定。

（4）维持电解质、血糖、血浆渗透压在正常范围和最佳的营养状态。

（5）置患儿于中性温度环境，维持体温正常，避免低体温。

（6）监测凝血功能，使凝血功能、血小板计数等维持在正常范围。

（7）积极控制感染与炎症反应。

第四章　消化系统疾病

第一节　新生儿与小婴儿的胃食管反流

胃食管反流描述的是胃内容物反流到食管甚至口腔这一常见现象。正常人每昼夜也可发生数次胃食管反流，尤其是在摄入了茶、咖啡、牛奶或汤之类的液体之后。所以，在主要依靠牛奶摄取营养的婴幼儿身上，反流发生更为常见。新生儿及小婴儿反流的典型症状是餐后或睡眠时的逆呃、溢奶或呕吐。病理性反流的定义是指反流使新生儿及小婴儿产生了睡眠障碍、疼痛明显、营养不良等症状。

一、正常新生儿食管结构与功能

（一）解剖

食管是一个肌性、管状器官，用来将食物从口腔输送到胃部。食管肌肉上半部分为骨骼肌，下半部分为平滑肌。管腔由一层非角化复层鳞状上皮覆盖；在食管与胃的连接处，上皮层渐变为单层柱状上皮，也就是形成所谓的贲门上皮。膈食管膜固定膈食管裂孔，它的缺陷可导致裂孔疝。食管内层直接与胃小弯相延续，但其外壁形成了切迹，即所谓的His角。His角呈锐角，具有抗反流作用；His角变钝或越平，解剖结构异常造成的反流越有可能发生。

（二）神经支配

支配食管的副交感神经来源于迷走神经，交感神经来源于交感干节后神经元。食管肌间神经丛和黏膜下丛含有非胆碱能非肾上腺能神经，它们通过多种神经递质来共同调节食管的复杂功能，其中最重要的是持续活跃的脑干核对食管括约肌的中枢性调节。

（三）食管括约肌

在食管的上、下端有两套括约肌系统。成人食管上段括约肌的张力明显比食管下段括约肌（LES）的张力高。当食物由口腔向下推进或反流物从食管下段到达食管上部时，食管上段括约肌是舒张的，因此，反流物可到达咽下，最终可到达口腔。防止胃内容物反流，主要依靠食管下段括约肌。食管下段括约肌的张力范围是 15～25mmHg。测压时，这个张力范围可以用来简便准确地定位食管下段括约肌的位置。食管下段括约肌的压力转变就发生在膈内。上段括约肌属于胸腔，下段括约肌属于腹腔。

（四）蠕动

一旦食物到达食管，它就被推进式的蠕动波推送至胃部，称为原发蠕动。食管任何部位的扩张，比如说在反流发生时，局部的推进式蠕动波将反流的食管内容物推回胃部，称为继发蠕动。第三蠕动或病理性收缩是指孤立的或是不协调的收缩。

（五）新生儿和小婴儿的食管发育

研究这个年龄段食管功能的最好方法是联合 pH 监测和食管测压。对早产儿和新生儿的研究已表明，食管下段括约肌的长度是 10.7mm。婴儿的食管下段括约肌的张力是 18~23mmHg，与年龄较大儿童以及成人几乎相同。

食管测压研究表明，食管推进式蠕动的发育有一个生理性延迟。年龄最小组中诱导吞咽后只有 59% 的研究对象出现食管推进式蠕动，41% 的研究对象出现食管同步性收缩。但是在 4 周龄组，几乎所有的研究对象在 8~10 次诱导吞咽后出现正常的蠕动反应。

二、胃食管反流的原因

食管下段括约肌的典型特点是：它不仅在食物由推进式蠕动波推入食管时舒张，它本身还有自发舒张（自发短暂食管下段括约肌舒张，STLESR），每隔 5~10s 发生一次。健康人即便没有其他的食管活动，这种自发舒张也是持续存在的。在食管和胃之间存在一开放的共同空间，其在测压图上表现为典型的食管迹线向腹腔压力曲线移行时产生的一个突然压力变化，也就是所谓的"共同腔现象"（CCP）。通常，这些舒张现象难以察觉。在大多情况下反流物只会到达食管下段，并迅速因继发蠕动推回至胃部。正常情况下反流引起的任何 pH 下降，在接下来的吞咽过程中逐步被唾液所中和。但在病理性反流或反流性疾病的患者中，自发食管下段括约肌舒张持续时间长且频率高。

大约半数的新生儿及小婴儿都会出现轻度吐口水、回奶或吐奶等明显的胃食管反流症状。后续观察发现，这些症状在 4~6 个月龄后发生频率会逐渐降低，且在 12 个月逐渐消失。先前认为较小婴儿之所以会频发反流是因为生理性的食管下段括约肌张力缺失。但是，之前充足的食管测压研究证据表明，胃食管反流的发生并非由发育不成熟的食管下段括约肌张力不足引起，也非食管蠕动缺失引起，而应当是其他因素作用的结果。

那么在这个年龄段到底是什么发育不成熟呢？又是什么因素可能导致频发反流呢？考虑以下三个因素：

（一）自发性的食管下段括约肌舒张

我们可以证明新生儿和小婴儿的胃食管反流是由自发食管下段括约肌舒张导致的。存在病理性反流的婴儿有更长、更频繁的自发短暂食管下段括约肌舒张（STLESR），但是 LES 张力正常，这些发现之后被 Omari 等人所证实。进一步的研究表明病理性的 STLESR 与食管推进式蠕动运动的发育不成熟有关。因此，我们可以得出结论：新生儿与小婴儿胃食管反流的发生与 LES 张力消失无关，反而可能与中枢神经系统对食管及其括约肌运动调节发育延迟有关。反流发生率尤其高的婴儿多伴有睡眠呼吸暂停，这进一步说明了不成熟的中枢调节机制是 STLESR 发生的原因。在大多情况下，这种不稳定的功能状态在出生第一年内随着中枢系统发育的逐渐成熟而得到纠正，因而第一年后再发生的反流就和成人型没有什么区别了。但是，反流症状在 12 个月左右消失并不表明其食管的功能就正常了。持续性反流依然存在，只是临床症状可以是轻微的甚至是不被察觉的，以致若干年后，部分患者可能出现明显病理性反流引起的后遗症。对成年人的研究表明，大约一半成年反流性疾病患者在儿童期就有明显症状。

（二）His 角

新生儿和小婴儿 His 角对食管下段括约肌的功能和自发性舒张的发生有显著影响。与较大年龄儿童相比，新生儿及婴儿的 His 角要更为平坦，内镜下也观察不到黏膜瓣膜。黏膜瓣膜保护机制的缺失使得餐后胃内压升高产生的张力直接作用于括约肌。

（三）液体食物

最后，众所周知的是任何进食的液体都可以引起反流。大量的液体营养如牛奶可引起婴儿经常反流。当婴儿在 1 岁末食物改为固态时，反流的频率显著下降。

三、婴幼儿病理性反流的症状

病理性反流在婴幼儿有很多不同的症状。最典型的症状是进食后、进食过程中以及入睡时的牛奶和食物的反流。枕头打湿是另一个症状。更多的症状包括无法安静的睡眠伴发突然醒来啼哭。如果存在严重的反复呕吐，孩子很可能发生营养不良甚至死亡。甚至有文献报道观察到严重的病理性反流、即使补充足够的维生素 D，患者仍发生骨发育不良。更多的可疑症状包括发育延迟、反复呼吸道感染以及精神不安和亢进。很常见的反流相关性问题主要是喂养困难以及由此产生的妨碍母婴关系。但是，临床症状对于反流不是很可靠，经常与 24 小时 pH 检测结果和组织学检查结果不符。

胃食管反流最重要的并发症是食管炎，由于过于频繁和长时间的食管下段括约肌松弛以及慢性的胃酸暴露引起。食管黏膜炎症可引起微出血以及慢性贫血，如果炎症扩散至深层，最终因继发瘢痕导致食管狭窄。但是，新生儿因进食牛奶，胃酸会在 2 小时内中和，因此很少发生食管炎。

四、诊断

有很多方法可用于病理性反流的诊断，只有少数被新生儿使用，这取决于是否需要进一步诊断。

（一）食管的影像学

X 线检查与食管造影检查的主要目的是了解食管的形态和蠕动功能。观察胃食管连接处，确认有无食管裂孔疝，评估 His 角、吞咽功能和食管的蠕动进程，以及通过影像图像了解食管上皮的炎症情况。相对的，检查中反流的实际证据就不是很重要，因为检查暴露的时间太短，反流的程度很可能被高估或低估。非直接的证据更包括在检查中的气体反流，水虹吸实验阳性（大量饮水后的反流），以及必须记录反流的高度。非直接证据的检查需要结合 24 小时 pH 检测结果综合考虑其意义。

（二）24 小时 pH 检测

这种方式是评估食管功能的金标准。经鼻引入最细的管子或锑电极至食管，测得的 pH 将由仪器自动记录。理想情况下，最好能利用多个探针同时记录胃、食管下段和食管上段的 pH。这样，可以观察食管中 pH 的改变是否与胃中 pH 的变化相对应，而且还可以观察反流是否达到食管上段。

pH 下降至 4 以下、至少持续 15 秒的反流记录为反流次数，中和 pH/使 pH 上升至 4 以上所需要的时间记录为反流清除，反流次数以及大于5min的反流清除时间和最长的反流都会在该检查中进行评估。同时需要记录的还包括进食的种类，平躺及直立的时间。不同的机构采用不同的阳性判断值，部分受成人标准影响。考虑到进食以牛奶为主的婴儿发生反流时，很少有pH降至4以下，因此我们常采用较低的诊断阈值，即3%。

该方法的局限性在于无法记录反流为中性pH液或反流轻度碱性液使pH上升的情况。

（三）联合阻抗/pH监测

联合阻抗技术和pH监测可以确定所有的反流和食糜移动的方向。如此一来，甚至是所有的中性和碱性的反流也可以被24小时记录。这相比单纯的pH测定而言，为真正的反流提供了更具信息量和更有价值的评估。鉴于非酸性反流的误吸可能是反复呼吸道感染的重要原因之一，联合阻抗/pH检测可能在不久的将来替代单纯的pH检测成为诊断胃食管反流的新金标准。

（四）压力测试

食管测压在20世纪70年代开始进行，最初测量的是食管下段括约肌压力。当时普遍认为食管下段低压力是造成反流的原因，最初在新生儿和婴儿实施的压力测试中证实了这一点。然而，只有用低灌注、低顺应性的泵检测，才能得到相应的压力数据。

正如之前新生儿反流这部分内容所述，20世纪70年代的检查发现，即使是在这个年龄段，食管下段括约肌的压力也是正常的。另外，压力测定是一种评判食管运动功能和食管蠕动的好方法。测试显示胃内容物的反流发生在食管下括约肌自发性松弛的时候。这些松弛的测压图像就是"共同腔现象"（CCP），表现为典型的食管压力上升迹线高于腹腔压力，并随着呼吸腹腔压力波动而反转。继发性蠕动使得反流物返回胃内，并通过吞咽唾液逐渐中和下降的pH。CCP可以用来分析非酸性的、中性的、或者碱性的反流，结合pH测定，就可以获得联合阻抗检查结果。但是，压力测试也有局限性，由于它是一项运动依赖性检测，需要被检查儿童保持平静，所以它不适合作为常规性检查方法，但在科学研究中不可或缺。

（五）内镜和组织学

软式纤维内镜和活检是有创检查，却是诊断食管炎的唯一方法，老年人胃食管反流患者诊断中常用此法，却很少在新生儿病患中应用。

简单地讲，内镜在直视下进入食管并到达十二指肠，常规做十二指肠和胃窦部活检。内镜的头端在胃内可翻转逆向观察胃食管交界处。正常情况下，食管紧紧地围绕内镜，上文所提到过的黏膜皱襞在侧围。相反存在食管裂孔疝的病患，贲门是稍许开放的，检查装置可以看见疝出的胃，而食管下段括约肌环绕内镜的位置也相对较高。

在撤回内镜过程中，可以精确地观察到胃食管交界和Z线。正常情况下，食管上皮呈光滑、乳白红色，分级为0级；在食管炎病例中，可以观察到食管上皮红、肿，分为1级和2级；条纹状的侵蚀为3级；深溃疡为4级；或食管腔呈狭窄为5级。食管远端黏膜的轻微发红属正常表现。0～2级属于主观评估，可能与组织学改变不符，因此需要从Z线近端1～2cm起，直到食管上段，取多处组织活检。

活检质量对精准的组织学诊断有着决定性的重要意义。所以，应该采用尽可能粗的内镜和最大的活检钳，以便获取尽可能好的标本。活检标本可放在一片软木塞上，迅速固定并保存在甲醛中。理想的活检标本应包含整个上皮细胞及基底细胞层。由于上皮层变薄，基底细胞层增厚或乳头相对延长，都是细胞更新加快或病理性反流的征象。即使在没有临床症状的情况下，上皮内的嗜酸性粒细胞增多可以证实食管炎的存在。糜烂和溃疡在本质上是严重慢性食管炎的征象，但在小婴儿中不一定表现出明显症状。另外，大于20个嗜酸性粒细胞每高倍视野是非反流相关性过敏性疾病/萎缩性疾病，即嗜酸性食管炎的征象。

（六）核医学检查

核医学检查使检查者能够观察到食团通过食管移动的过程、通过核素示踪来观察反流相关的误吸、测量进食标准餐后胃排空的时间。此检查进食食物由固体部分和液体部分组成，比如鸡蛋和水。^{99}Tc标记的硫胶体作为示踪剂，可动态观察吞咽动作。设定观察区域，一方面反流可以被记录，另一方面可以测量胃排空的平均时间，并绘制时间/活动曲线。如果发生了误吸，24小时后的核素检查可以发现患者肺部的示踪剂。

五、治疗

（一）保守治疗

当婴儿出现明显的反胃和迟缓性呕吐病史、反复的呼吸道感染或/和疼痛、夜间不安或其他的典型症状时，需考虑病理性反流。由于新生儿及小婴儿发生食管炎的可能性非常小，所以没有其他适应证的情况下，内镜检查可不需要。除了24hpH监测和阻抗pH监测外，食管对比剂造影检查和幽门部超声检查是常规项目，以便除外任何阻碍反流自愈的情况，如食管裂孔疝、慢性器官长轴性胃扭转、胃狭窄、幽门肥厚及其他解剖异常等。

其他方面正常的婴儿中，90%的病理性反流造成的食管功能障碍可自行成熟好转，因此首选保守治疗，可行、安全。以往的研究显示，俯卧位可以最有效地防止反流，因为此时食管裂孔的位置最高。然而，这种体位下婴儿猝死的风险显著增高。睡眠中呕吐会导致鼻和口腔的阻塞、延长呼吸暂停的时间，导致婴儿猝死综合征。如今，推荐的做法是抬高躯干的仰卧位，或睡觉时左侧卧位或抬高床头。

少食多餐和用米粥加厚食物是推荐方法。文献中没有明确的证据显示这些方法和特殊的人工乳制品配方在降低反流指数评分中是有效的，但它们的确减少了呕吐事件的发生。大多数病例症状在几个月后消退。促胃肠道动力药物治疗是无效的，并且不再应用于新生儿及小婴儿。

如前所述，没有临床症状不一定就意味着没有反流。因此，生后一年需要做24h阻抗/pH监测以明确排除持续性反流。

约10%的婴幼儿会持续反流病理状态，这时，进一步的治疗和控制就显得十分必要了。这些患儿一般需要额外应用抑酸剂，如质子泵抑制剂（PPI）。目前仍需要更多的研究来确定儿童和婴儿中出现哪些症状需要用PPI来治疗。无论是采用了哪种药物来治疗反流，医师必须明白，药物虽使胃酸的产生大量减少，但非酸性反流并没有减少，它们仍有可能造成反复的吸入（尤其在睡眠中）和慢性呼吸道感染。

我们的经验是食管功能的自行好转在3~4岁时仍有可能发生，所以当患者症状轻微或拒绝手术时，可以继续保守治疗。然而，过了这个年龄，功能的自行成熟是不可能了，于是就有了手术指征。否则，这些患者的病理性反流会持续到成年。

（二）手术治疗

由于出生后第一年内，食管功能可自发性逐渐成熟，因此大多新生儿以及婴儿不需要手术治疗。但是，仍有一部分患儿即使是在住院监测治疗期间，各种保守治疗方案依然无效。除此以外，食管自发性成熟过程也不会发生在以下情况中，经过矫正的食管闭锁、膈疝、先天性裂孔疝，甚至翻转胃、器官轴向胃扭结以及其他一些先天畸形。由于长期使用PPI中和胃酸可能出现严重的并发症，这些患儿需要手术治疗。

抗反流手术的原则：延长腹腔段食管、以完全或部分（背侧折叠 Toupet 术和腹侧折叠 Thai 术）折叠形式将胃底围绕食管。现在，标准的治疗方式为腹腔镜手术。手术方式的选择由外科医生决定，所有三种方法都可以达到较好的效果。但是在那些大脑发育迟滞、或早产儿、或早期接受手术的患儿中，胃底折叠术后的长期随访显示较高的失败率。最常见的术后并发症为反流复发，在三种手术中均有报道。反流复发的可能因素与呼吸横膈的运动以及吞咽时食管明显缩短有关。其他一些造成复发的危险因素主要发生在大脑发育迟滞的患儿。Nissen 手术后的罕见并发症包括，胃底折叠过紧、呕吐功能丧失、气顶综合征或倾倒综合征。

Collis 胃成形术虽然不常用，但在一部分小胃患儿身上非常实用。手术方法为加深 His 角，并与食管平行使用吻合器，延长腹腔段食管，再将延长的胃底围绕延长的食管行 Nissen，Toupet 或 Thai 折叠术。

严重的大脑发育迟滞患儿伴有大量的反嚼及反复 GER，可采用胃—食管切开术。食管与胃分离，然后与空肠行 Roux-en-Y 吻合。由于食物将直接进入空肠，所以不会再发生反复GER 及反嚼。

最近几年中，许多新的治疗技术用于治疗成人反流。例如通过腔内吻合器产生黏膜褶皱、利用无线电波损伤贲门（Stretta 方法）、或者是通过内镜进行黏膜下注射外源性物质（商品名 Enteryx）。然而这些技术在儿童中使用经验极少，也缺少长期预后的随访。

六、新生儿及婴儿因反流引起的特殊问题

（一）咽喉反流

白天以及/或夜间的慢性、酸性反流液误吸导致出现的喉部症状，如声嘶、频繁咳嗽、吞咽困难。诊断咽喉反流需要喉部内镜检查。喉部反流的主要征象包括发红、溃疡以及声带假性多发息肉。但在进食主要为奶制品的婴儿中，这些征象并不常见。治疗上建议使用质子泵抑制剂。

（二）反流相关性呼吸道感染

酸性或非酸性反流可以导致反复呼吸道感染或肺炎。但必须排除其他一些可能的原因，包括囊性纤维化、异物吸入、H 型瘘管或其他一些呼吸道畸形。在大脑发育迟滞的患儿中，咽食管运输中断（吞咽不协调）也是反复误吸、呼吸道感染的主要原因之一。

诊断并不容易，除非在影像学检查中发现在反流期有吸入造影剂。支气管肺泡灌洗及核医学检查结果都不能作为确诊依据。同时对上段食管及下段食管进行 pH 监测，如发现反流

延伸至上段食管，可提供间接证据。一旦反复呼吸道感染与反流相关且证据确凿，可进行手术治疗。

（三）裂孔疝

任何大小的胃成分向上滑动进入或超过食管裂孔都称为裂孔疝（HH）。虽然滑动性HH很少发生在新生儿及婴儿身上，但一旦出现，都不要指望其自发性恢复正常解剖结构。以前婴儿出现的微小裂孔疝，称为"formemineure"，现在已不再认为是病理情况，而被认为是该年龄组特有的、胃食管连接部的正常的特殊解剖结构。

胃底折叠术后形成的食管旁疝并不罕见。一部分胃通过裂孔滑至胸腔，位于胃—食管连接部外侧。如果手术后的食管旁疝有合并反流或其他症状，那么需要进行手术矫正。先天性食管旁疝是指新生儿期胃位置异常、颠倒胃，表现为胃食管连接部正常，但胃或多或少地进入胸腔内。

（四）食管闭锁以及膈疝

食管闭锁的患儿即使在手术后，其下段食管仍可能存在功能异常或缺乏推进性蠕动。由于缺乏蠕动，其胃食管反流时间及反流量都会比较多，同样其胃酸清除时间也会延长。这些患儿中，较长的胃酸清除时间可能会导致慢性食管炎；一般不会自愈，需要外科手术矫正。

先天性膈疝患儿因为异常的胃—食管横膈解剖结构，常常会出现病理性反流。由于自发性缓解或痊愈基本不会发生，一般需要早期行胃底折叠术。

（五）神经系统受损儿童的反流

患有严重神经系统功能损伤的儿童，胃食管反流是常见疾病，而且常常会导致一系列合并症，如食管炎、食管狭窄、贫血和/或Barrett食管。虽然这些症状常常在儿童后期才出现临床表现。但其实在小婴儿期，呕吐、反复呼吸道感染以及生长受阻常常都提示他们存在明显的反流问题。食管测压结果显示，这些患儿并没有括约肌功能不全，而是存在过多的自发性食管下段括约肌松弛。这些发现再一次支持有关病理性反流与脑部调解中心功能紊乱相关的假说。治疗方式上是采用保守治疗、PPI、胃底折叠术、伴或不伴纽扣式装置的胃造瘘术、还是食管胃切开，需要根据患儿个体情况并结合生活质量以及生活环境进行选择。

总之，胃食管反流在新生儿及小婴儿中很常见。大部分的原因不是由于食管下段括约肌功能不全，而是由于食管下段自发性松弛过多造成，属于食管正常功能发育延迟。超过90%的患儿，1岁前食管功能逐渐成熟，因此，保守治疗就足够了。然而一些严重的、或伴有并发症的反流，如反复呼吸道感染和先天性畸形，常常需要手术矫正，包括半环绕或完全性胃底折叠。

第二节 新生儿食管穿孔

新生儿自发性食管穿孔（Boerhaave综合征）极其罕见，1952年Fryfogle成功施行了第一例修补术。即使是对新生儿进行反复的口腔—气管或口腔—食管操作，医源性食管穿孔的发生仍然十分少见。自1969年Eklof报道了第一例医源性食管穿孔病例以来，在过去的二十年里，早产儿发生食管穿孔的报道逐渐增多。尽管非手术治疗可以对食管穿孔起到很好的效果，但如果没有及时诊断和处理食管穿孔，其仍可致命。食管穿孔有时也需外科手术积极干预。所以，儿外科医师必须熟悉这一疾病，并参与其治疗过程。

一、分类及病因

新生儿食管穿孔分为医源性和非医源性。非医源性食管穿孔罕见，且一般发生于足月儿。穿孔部位好发于食管下三分之一段。自发性食管穿孔的病因包括产时腹压增大、围生期低氧血症以及反流相关性食管消化性溃疡。

医源性食管穿孔最常见于早产儿及小于胎龄儿，好发部位为食管颈部和咽喉部。常见的原因包括：吸痰管材质过硬、创伤性喉镜、食管插管和臀位分娩时对胎儿头部不恰当的手法操作。当胎儿头颈部呈现过度伸展状态时，食管穿孔常发生在环咽肌水平，因其食管后壁贴近第六或第七颈椎。起先，可能是由于喉镜片或气管插管引起喉咽部黏膜下损伤，导致环咽肌痉挛；在早产儿及小于胎龄儿身上，气管内插管可进一步损伤食管入口；随后的口咽吸痰操作或放置鼻胃管可能恶化黏膜下损伤，以至发生食管全层穿孔。中段食管穿孔常常与食管狭窄行扩张或食管闭锁术后吻合口瘘相关。胸腔引流管放置不正确，可能会破坏新鲜的吻合口或在近端食管肌层切开处损伤穿孔。也有报道在早产儿中发现食管因管道的直接压迫发生坏死。远端食管穿孔常常与食管炎继发狭窄后扩张术、抗反流手术技术性失误及胃造口球囊放置位置错误相关。

二、临床表现与诊断

医源性食管损伤的患儿由于吞咽障碍出现口沫增多及流涎，也会出现明显的呼吸窘迫症状。插入鼻胃管困难，可能是造成食管穿孔原发疾病的表现，也有可能是食管穿孔造成组织水肿或穿孔后鼻胃管进入异常通道的征象。胸片发现鼻胃管位置异常，常提示发生食管穿孔可能。

早产儿气管插管后，口腔分泌物出现血丝，常提示需要随访胸片。如果不检查，则容易造成漏诊。食管穿孔的症状一般在食管出现阻塞后才会出现，而且容易误诊为食管闭锁。可通过患儿出生后有无症状期、发病前有反复插管或吸痰史、孕期有无羊水过多以及胸片上鼻胃管的位置与走向进行鉴别。部分食管穿孔的患儿因出现液气胸而继发呼吸窘迫。一般情况下，右侧胸膜腔最常被累及。胸腔穿刺或放置胸腔引流管可引出血性浆液或先前进食的食物。也有报道新生儿食管穿孔出现乳糜—气胸。

一旦怀疑食管穿孔，必须行前后位和侧立位胸片。胸片异常情况与穿孔位置相关。口咽及颈部食管穿孔常表现为颈部皮下积气，而无纵隔积气。食管中部穿孔则会出现纵隔积气，气胸或胸腔积液。鼻胃管路径异常（进入右侧胸腔，心包腔，右侧纵隔）可以确诊。纵隔增宽及纵隔边界变钝，常继发于纵隔炎症，但往往出现较晚，意义不大。如X线片表现上述情况，提示需要食管造影检查。Mollit等人将发生在早产儿中的食管损伤分为三类：

（1）颈部食管局限性穿孔引起的咽部憩室。

（2）与食管纵轴平行的后壁黏膜穿孔。

（3）穿孔进入游离胸腔，使气体、食管内容物进入胸腔。

胸片见鼻胃管进入胸腔或心包腔，即可确诊食管穿孔。除非在拔除鼻胃管和胸腔引流管后患儿临床症状加重，一般不需要具体定位食管穿孔的位置。如果患儿出现食管梗阻症状，则需行食管造影检查，造影剂选用泛影葡胺、泛影酸钠或甲泛葡胺。需避免使用gastograffin及钡剂误吸造成的纵隔炎或引起严重肺炎。如果是咽部食管穿孔，严重的环咽肌痉挛可造成造影困难，可通过以下几个方面与食管闭锁形成的假憩室进行鉴别：侧位胸片上，气管与乳白色通道间的距离要大于先天性食管闭锁中，上囊袋（与气管紧密相连）与气管间的距离；穿孔形成的乳白色通道要比食管闭锁更长、更窄，形态更不规则；侧位片上，食管闭锁的上端盲端可能挤压气管，而穿孔中则没有。一般不用食管镜检查诊断食管穿孔，其可能会将穿孔范围变大。

新生儿自发性食管穿孔常常会出现呼吸窘迫，症状可能生后出现，也可能是出生数小时后延迟出现。Boerhaave综合征中的气胸常常发生在右侧，而成人的气胸往往在左侧。可能与新生儿主动脉在食管左侧，形成一个天然左侧纵隔屏障有关。如果穿孔未诊断或被发现，随后的喂食可能加重呼吸窘迫。任何可疑的穿孔都必须行食管造影以评估损伤程度及定位。

三、治疗

食管穿孔由于其进展凶险需要及时诊断及积极处理。处理方式需要根据病变位置、损伤大小、新生儿全身反应、损伤与开始治疗之间的时间间隔进行选择与个体化治疗。咽部及食管小的黏膜下穿孔，病变局限于纵隔且无全身症状，可采用非手术方式治疗，且不需要对病变位置具体定位。可拔出位于纵隔或心包腔的异常胃管，再在目镜协助下重新插管。广谱抗生素使用7~14天，由于患儿不能正常进食，需进行静脉补液或TPN。损伤后7~10天复查食管造影。如穿孔完全愈合，可以恢复正常进食。如仍未愈合，可继续保守治疗一周，一般都可愈合。

一般情况下，常规外科干预并不能提高食管穿孔患儿的存活率。一旦发现纵隔气肿、气胸或胸腔积液需行胸腔引流。并在治疗期间密切监测患儿的白细胞总数、C-反应蛋白、血小板计数、血气分析以及X胸片在内的一系列指标。一旦临床症状恶化或有呼吸道梗阻征象，胸腔闭式引流不能充分引流，则需进行食管修补术，直接修补穿孔处。

如果因为瘢痕、炎症或组织比较脆弱而无法进行直接修补穿孔时，可行颈部食管造口术，关闭食管穿孔区域并行胃造口术。应尽量避免将来需要行食管替代手术。食管下段长的线性穿孔需要立即行开胸手术，清除穿孔周边坏死边缘组织，利用胸膜皮瓣覆盖，完成一期修补缺损。这些情况都需要置入鼻胃管以减少恢复期发生的胃食管反流风险。

如果自发性食管穿孔的诊断延误24小时，就无法在无保护措施下进行一期修补术。充分清创，切除部分食管，封闭远端食管，将近端食管造口，并置入胃造口管。行胃造瘘同时，依据病情程度，需要或不需要结扎贲门食管连接处。持续广谱抗生素、静脉补液以及静脉营养输注治疗，直到临床症状及脓毒症状消失。胃造瘘后48h可以开始肠内营养。食管清创或切除范围广者，在纵隔炎症消失后需要准备行食管替代术，其间隔至少为6个月。

因食管狭窄扩张造成的食管穿孔一般不需要手术治疗。胸腔引流管可以引流外渗的液体。由于狭窄部位可发生阻塞，这些穿孔往往需要一定时间愈合。最近，有报道利用内镜支架进行食管穿孔治疗并促进愈合。

四、总结

医源性食管穿孔比文献报道的更常见，如没有早期诊断，常可致命。虽然确切的咽部、食管穿孔发生率很低，但考虑到新生儿重症监护室早产儿的大量咽部操作，小心预防穿孔的发生十分必要。要求做到喉镜观察声带、温柔插管、避免使用锋利的器械、吸痰时小心操作，避免暴力性鼻胃管插管。

普遍认为，大部分新生儿的食管穿孔发生在颈部，且因气管插管操作不熟练引起的。食管穿孔早期诊断后，大部分可以通过非手术治疗治愈，但需进行密切监护。食管穿孔诱发全身其他系统疾病，常常需要手术干预。早期诊断的食管穿孔，可有多种治疗方式进行选择，保守治疗、闭式胸腔引流及一期手术修补。新生儿食管穿孔病死率（4%）显著低于成人及大年龄儿病例（25%~50%）。如果食管穿孔诊断延迟，可能导致食管无法进行一期修补，并大大增加病死率，而且最终还需要食管替代治疗。所有的食管穿孔都需要外科会诊，以保证及时干预和方法选择，从而降低病死率及长期致残率。

第三节　胎粪性腹膜炎

胎粪性腹膜炎（MP）是胎儿期发生肠道穿孔造成肠内容物进入腹腔而引起的无菌性化学性腹膜炎。在出生后短期内出现腹膜炎和肠梗阻症状，为新生儿时期严重急腹症之一，病情重、发展快；该病发病率30余年来呈下降趋势，无明显性别差异，多发生于未成熟儿，近年来该病的存活率随产前诊断及治疗水平的提高不断升高，可达80%以上。

一、病因

胎粪性腹膜炎是因胎儿期肠穿孔引起，引起胎儿期肠穿孔的病因与以下因素相关：

（1）先天性肠梗阻导致肠穿孔较常见，占50%，如肠闭锁、肠狭窄、肠套叠、肠扭转、内疝，其中以肠闭锁最为多见，在欧美胎粪性肠梗阻伴有胰腺纤维囊性变较为常见。

（2）肠壁局部血运障碍导致坏死、穿孔，如肠系膜血管梗死、胎儿坏死性小肠结肠炎、肠壁肌层缺损等。

（3）继发性肠穿孔，如胎儿阑尾炎、憩室炎、肠重复畸形、溃疡穿孔及宫内病毒感染等。

二、病理及分型

（一）病理过程

胎粪性腹膜炎是一种发生在子宫内的无菌性腹膜炎，大多不危及胎儿生命，妊娠可继续正常进行。但因导致胎儿肠穿孔的肠梗阻，或穿孔愈合后形成的肠狭窄可影响胎儿羊水循环，孕妇可发生羊水过多。

在正常情况下，妊娠4个月时，胎儿肠道内已形成胎粪并聚集在回肠末端，5个月时到达直肠，此时或以后发生肠穿孔时则可引起胎粪溢出肠外，含有消化酶的无菌胎粪溢入腹腔引起强烈的化学反应；大量纤维素渗出，造成腹膜广泛粘连，将穿孔堵塞，腹腔渗液及坏死组织可大部分被吸收，随后因胰酶的产生及作用，肠腔内胎粪得以溶解而肠道恢复通畅。但堆积在穿孔周围的胎粪中的钙盐与腹膜炎性渗出液发生化学反应而沉淀形成钙化斑，这是本病的特征性表现。如果肠穿孔并未封住，或在长期溢漏后才封住，则可有膜状组织包裹部分肠袢，形成假性囊肿。若继续溢漏，囊腔可逐渐增大，充满于腹腔。如果肠穿孔至分娩后仍然开放，生后病儿肠道进气、进水或奶导致细菌进入肠道，则会形成泛发性腹膜炎及气腹，并迅速演变为细菌性腹膜炎。

（二）病理分型

1.纤维粘连型（肠梗阻型） 出生时肠穿孔已愈合，腹腔存在粘连与钙化，导致部分或大部分肠管互相粘连成团、成角，形成粘连性肠梗阻。该型多有合并肠管其他畸形如肠闭锁。

2.胎粪性假性囊肿型（局限型包裹性液气腹） 出生时肠穿孔尚未愈合，但被纤维素粘连包裹着形成假性囊肿，内有液体和气体，周围肠袢可粘连成团合并构成囊肿的一部分，如假性囊肿破溃可致弥散性腹膜炎。

3.弥散性腹膜炎型（游离气腹型） 出生时肠穿孔仍存在，未能被粘连所包裹，新生儿吞咽的气体、奶汁及胃肠道内分泌物进入腹腔，迅速发生细菌性腹膜炎及大量腹腔积液；腹腔内可见弥散性钙化斑及纤维素性粘连钙化斑块，可位于腹腔任何部位；腹膜鞘状突未闭者，可有阴囊或阴唇水肿，甚至钙化斑块。

4.肠粘连—可能伴发肠梗阻型 出生时肠穿孔早已愈合，但遗留有钙化性粘连于腹腔，但无肠梗阻症状亦无腹膜炎症状。部分病例可以终身无症状，亦可迟发肠梗阻症状。

胎粪性腹膜炎多有合并肠管畸形及异常，如肠闭锁、肠狭窄、肠扭转及肠内疝等。腹腔内形成的纤维素性粘连程度不一，钙化形式程度不一，有斑块状、点状样的钙化；亦有斑块状、点状样皂化，后者硬度小，较易分离。

三、临床表现

胎粪性腹膜炎胎儿可伴有肠管梗阻，影响胎儿羊水正常循环，孕妇可发生羊水过多。患儿多为未成熟儿，绝大多数在新生儿期发病，且发病亦多在生后不久；临床表现与胎粪性腹膜炎的病理类型有关，临床上可分为两种类型。

（一）腹膜炎型

其临床表现为新生儿腹膜炎。其表现程度与肠穿孔的部位及大小、肠穿孔是否被包裹以及腹腔感染程度有关。如出生时肠穿孔未被包裹，新生儿吞咽的气体、奶汁及胃肠道内分泌物进入腹腔，迅速发生泛发性细菌性腹膜炎。主要表现为发热、高度腹胀、严重呕吐，可能有少量胎粪或没有胎粪排出。呕吐多为生后不久或开奶后出现，呕吐物含胆汁样或粪样物，有时有陈旧性血液。因生后肠管持续进气可出现"张力性气腹"：乏氧、呼吸困难、发绀、腹胀如球；含菌的肠内容进入腹腔后迅速引起细菌性腹膜炎：腹壁触痛、发红、发亮及水肿等。患儿表现为反应减退，体温下降；腹部叩诊呈鼓音及移动性浊音，听诊肠鸣音减弱或消失，腹膜鞘状突未闭者可有阴囊或阴唇水肿；严重者呈中毒性休克状态。如肠穿孔被完全包裹形成假性囊肿且囊肿与肠腔相通时则表现为腹壁局限性隆起，伴有局部发红及触痛。当肠管粘连钙化较重形成较大团块时在腹部可触及包块，多位于右下腹。

（二）肠梗阻型

出生时肠穿孔已闭合，但因肠粘连与钙化或伴有其他肠畸形如肠闭锁、肠狭窄或肠扭转等，则出现完全性或不完全性机械性肠梗阻症状，如呕吐、腹胀、不排便等。本型多在新生儿期发病，亦可见于婴幼儿时期，随年龄增长而逐渐减少，因随着时间延长肠粘连钙化被逐渐吸收，肠粘连减轻，发生肠梗阻的机会减小。

四、诊断与鉴别诊断

胎粪性腹膜炎可在产前做出诊断，产前诊断主要采用超声。产后诊断除了临床表现外包括X线摄片、超声、CT及MRI。

（一）腹部X线摄片

X线检查简便易行，可显示腹腔钙化及有无肠梗阻，由于密度分辨力低，其腹腔钙化斑显示率低，不能准确判断钙化斑的具体部位，亦不能清晰显示少量腹腔积液及肠腔内胎粪的钙化，如果未见钙化影，也不能否定胎粪性腹膜炎的诊断。根据不同病理类型，腹部X线检查显示不同影像。

1.腹膜炎型

（1）弥散性腹膜炎型：腹部X线检查显示巨大液气平面横贯全腹，膈下大量积气，肝脏下垂，全腹部不透明，仅见少量肠道气体，钙化斑块可在腹腔任何部位，腹膜鞘状突未闭者，阴囊处甚至有钙化斑块。钙化可散在亦可集中，形状不一、可呈团块状、斑块状、细条状或小点状。

（2）胎粪性假性囊肿型（局限型包裹性液气腹）：腹部X线检查膈下无游离气体，局限气液腹呈囊肿状，囊肿可呈圆形或不规则形，有时可见钙化斑块影分布在假性囊肿壁上或腹腔其他部位，部分肠管被假性囊肿包裹或肠管完全被挤压在囊肿壁外。肠管大多充气，可有液气平面。

2.肠梗阻型　因肠粘连肠梗阻程度不同在腹部X线检查上可呈现不同影像：

（1）肠粘连致肠管某处形成梗阻，梗阻以上肠管扩张，有阶梯状液平面，梗阻附近可见钙化影。

（2）因肠管粘连成团，腹X线检查有气液平但不呈阶梯状，粘连成团的肠管处有分布不规则的气影并常有较多的钙化影，其钙化影像往往较明显，成团或成片或散沙状，多位于右下腹，在体表往往可及较硬包块。

（3）肠管广泛粘连导致肠梗阻较重，气液平面大小不等，分布不规律，肠形不规则，肠张力低下。

（4）当出现肠绞窄时，可见特殊形态的肠袢。

3.单纯钙化型　占少数，腹X线检查腹部有钙化影，但无明显肠梗阻征象。

4.腹X线检查无钙化　发病时间较晚，多在手术中发现。

（二）胎粪性腹膜炎的超声

征象胎粪性腹膜炎的超声诊断标准为腹腔内钙化灶（需排除肠内胎粪增强回声、肝胆肾内结石或钙化、肿瘤等）、腹腔积液、假性囊肿、肠管扩张等一个或多个超声声像。

超声以操作简便、价格低廉、重复性好及无辐射为其优点，可清晰显示腹腔内液体及钙化，尤其适用于胎儿期。超声在胎儿20周龄后即可根据肠腔扩张、腹腔积液及钙斑的存在而提示胎粪性腹膜炎，为临床早期对胎儿进行宫内干预以改善其预后提供重要依据。胎粪性腹膜炎早期常表现为腹腔积液及肠管扩张，若积液包裹则可见假性囊肿。腹腔积液为产前超声胎粪性腹膜炎的最常见表现。随着胎粪的钙化，腹腔内则可见结节状高回声灶伴声影。腹腔内钙化斑为其特征性表现，多位于壁腹膜及腹内脏器的边缘。少数病例由于腹腔内液体吸收，残留胎粪引起肠管粘连，可仅表现为肠管扩张。在婴儿出生前多因伴有肠梗阻而阻碍胎儿吞咽羊水的循环，超声可见孕妇羊水过多。

患儿生后超声表现：如果胎粪性腹膜炎由肠闭锁穿孔引起，穿孔前可显示典型的肠梗阻声像图表现，如肠管扩张、肠蠕动活跃等。一旦穿孔，则原先扩张的肠管消失，腹腔内出现游离液性暗区。

非肠梗阻穿孔所致的胎粪性腹膜炎，有时也能出现腹腔积液征。以后游离腹腔积液逐渐减少，或变得稠厚，腹腔积液暗区内出现细小密集光点及条索状光带，与周围肠管、大网膜粘连一起形成一不规则强回声包块，内部可出现钙化灶回声。

另一种情况是游离腹腔积液逐步形成包裹性积液，声像图表现为一囊肿样结构，与周围的肠曲固定在一起。同时盆腹腔内、肠曲表面、肝脏表面，甚至是膈肌表面可有散在钙化斑点显示。钙化灶在超声下呈现为点状或线状强回声不伴后方声影。

（三）CT 或 MRI

CT可清晰显示腹腔内液体，判定有无肠梗阻及梗阻部位；由于其密度分辨力高，因此可清晰显示腹腔内钙化宽的数目、形态及部位；同时可显示肠腔内胎粪的钙化，其诊断价值明显优于X线检查。

MRI可明确肠管扩张的部位，区分正常肠管、扩张肠管及梗阻远端肠管，可清晰显示胰腺囊性纤维化及胎粪性假性囊肿，可根据其信号变化与其他类型的胎儿腹腔积液及囊肿鉴别；其缺点为检查时间长、价格昂贵及不能显示腹腔内钙化。

（四）鉴别诊断

腹膜炎型胎粪性腹膜炎主要应与以下疾病鉴别。

1.新生儿胃破裂　患儿生后3~5d发病，突然腹胀、面色苍白、呼吸困难、体温不升、心率快、四肢花纹，病情恶化快。腹部X线检查见贯穿全腹的大气液平，胃泡消失，肝脏与脾脏被腹腔内气体挤向下方及中部，呈"马鞍征"，肠管无气液平的梗阻征象。

2.新生儿坏死性小肠结肠炎　多见于未成熟儿，多于生后7~10d发病，临床症状多表现为发热、呕吐、腹胀、腥臭血样便。腹部X线检查主要征象为肠管扩张、肠壁积气、门静脉积气等。除了疾病本身特点外，影像学检查主要以腹腔有无钙化影为主要鉴别点。

肠梗阻型胎粪性腹膜炎主要与其他新生儿肠梗阻疾病相鉴别：如肠闭锁、肠扭转、其他原因引起的粘连性肠梗阻。症状及体征很相似，主要区别在于影像的区别，胎粪性腹膜炎腹X线检查见肠腔充气不均，肠祥大小不一，气液平大小不等，分布不规律，钙化影是其特点。

有假性囊肿的胎粪性腹膜炎主要与腹部囊性肿物相鉴别，如卵巢囊肿、肠系膜囊肿等，区别点在于假性囊肿内可有气体，囊壁不规则，囊壁可有钙化分布，囊内透声性差，不是一个单纯性囊肿。

五、治疗

（一）非手术治疗

适于无腹膜炎、不完全肠梗阻及腹胀不明显者，按粘连性肠梗阻处理，但因患儿多为未成熟儿，注意保温、液体离子的调整、支持疗法及应用抗生素，密切观察病情，注意腹部变化；病情减轻，肠梗阻缓解可继续保守治疗直到可过渡到正常进食。有部分轻型病例是可以通过保守治疗治愈的。如果保守治疗病情不缓解，肠梗阻加重或有肠坏死可能时，需及时手术治疗。

（二）手术治疗

手术指征：完全性肠梗阻、有泛发性腹膜炎体征，腹壁已有局限或弥散性蜂窝织炎；腹腔内大量游离气体伴腹腔积液中含胎粪且全身情况急剧恶化者，疑有绞窄肠梗阻者；腹腔内可及较大囊肿或包块者；合并有肠闭锁、肠扭转等先天肠畸形等，非手术治疗不缓解病例者。

手术原则：以清除腹腔内感染物质和积液，切除坏死肠管，解决肠穿孔及肠梗阻为原则，尽量保住肠管长度，因胎粪性腹膜炎肠粘连钙化处多为胎儿期肠穿孔愈合钙化部位，如果没有明显的肠梗阻不必强行分开，强行分开会导致肠破损致无法单纯修补，以致切除过多的肠管，或导致局部渗血严重术后再次形成肠粘连。

（1）肠穿孔病例，如能找到肠穿孔部位，根据具体情况行修补或肠切除肠吻合。如找不到，解决肠梗阻部位后行腹腔冲洗引流术。

（2）粘连性肠梗阻者，解决梗阻部位即可，不必行广泛分离及松解，如未能找到梗阻部位，或无法松解肠管，可行短路吻合。如梗阻部位较低者且无法分离肠管可行肠造瘘。如果肠管粘连成团致梗阻且较局限者，如情况允许及估计所剩肠管长度充分的情况下可行局部肠管切除，亦可根据病变与全身情况行肠造瘘术。

（3）有合并其他肠畸形如肠闭锁、扭转者术中一并根治。

（4）对于弥散性细菌性腹膜炎时，肠管炎症及水肿严重不宜行肠切除肠吻合，除腹腔冲洗及引流外，可根据肠管情况行肠造瘘，造瘘的形式依具体肠管情况来选择。

六、预后

胎粪性腹膜炎的病死率取决于病理类型，弥散性腹膜炎型病死率高于其他类型，近年来的总体存活率可达80%以上。经临床治愈后，一般并无症状。但因腹腔内仍遗有广泛粘连，亦有少数病例经常或偶有粘连性肠梗阻的症状出现，多数病例均可随年龄的增加而缓解。腹腔内钙化亦随年龄的增长而逐渐吸收，钙化影不断紧缩、变小、变淡，以致最后全部消失。

第四节　新生儿坏死性肠炎

新生儿坏死性小肠结肠炎（NEC）是新生儿的严重胃肠道疾病，发病机制尚未完全明了。于1964年首次发现其具有独特的临床和放射表现。临床以腹胀、呕吐、腹泻、便血为主要表现，腹部X线检查以动力性肠梗阻、肠壁囊样积气为特征，病理以回肠远端和结肠近端坏死为特点。尽管在NEC的发病机制上始发因素尚未证实，流行病学观察到感染、肠道喂养及胃肠道局部缺血性损害在这种疾病发生中的潜在作用。本病的发病率为0.3%～2.4%。在体重低于1500g的新生儿中发病率达7%～11%。在所有NICU的病婴中NEC的总的发生率为1%～5%，其中62%～94%的患者是早产儿，胎龄越小，NEC的发生率越高，占极低出生体重儿（VLBW）的存活者5%～10%。通常发生在生后3～10天，范围是生后24小时～3个月，VLBW的NEC病死率可高达50%。

一、病因及发病机制

目前认为该病发病因素包括胃肠道功能和机体抵抗力不成熟、胃肠道缺氧缺血性损伤、胃肠喂养及感染。早产儿缺氧缺血可引起黏膜的损害，易使该婴儿遭受细菌的侵袭，牛乳被认为是肠道细菌繁殖的底物，这些细菌产生异常的肠道气体致肠道积气症或门静脉积气症。

（一）胃肠道功能不成熟

NEC主要发生于早产儿及低出生体重儿，使人们自然想到胃肠道功能不成熟是该病的原因。发育未成熟的胃肠道分泌胃液及胰液的能力降低，使得细菌易于在胃肠道内繁殖。杯状细胞分泌黏液的能力不足而肠上皮细胞间的连接松弛，从而产生细菌移位，触发炎症反应而引起NEC。早产儿肠蠕动减慢，又延长了细菌在肠道内存留的时间，加重了细菌感染引发的炎症反应。

（二）缺氧缺血性损伤

选择性的内脏缺血、低血压、低体温、缺氧、喂养不当、贫血、脐导管插入术等会造成缺氧缺血性损伤。窒息缺氧时，肠壁血流可减少到正常的35%～50%，末端回肠、升结肠可减少到正常的10%～30%，因而导致肠黏膜缺血损伤。氧自由基、血管运动肠多肽、炎性递质均被认为是黏膜损伤的中介物。近年来的研究否认了单纯缺氧在NEC发生中的作用。流行病学研究发现缺氧与NEC的发生无直接联系，而且仅给大鼠缺氧也不会得到NEC的动物模型。

（三）胃肠道营养

所有发生NEC的婴儿中90%～95%是胃肠道喂养，故胃肠道营养也被认为起主要作用。主要机制有：

（1）未经消化的配方乳为细菌的繁殖提供了底物。

（2）营养的吸收期间肠对氧的需求增加。

（3）不成熟的免疫系统。

（4）胃肠道运动障碍或静止。

（5）肠系膜血管调节能力不成熟或缺乏。

（6）缺氧或感染的应激。

（7）代谢需求增加可以导致组织缺氧。

胃肠道喂养时细菌移生，肠道细菌移生方式因新生儿接受的肠道喂养不同而有变化。母乳喂养的肠道益生菌主要是双歧杆菌（革兰阳性菌），其可抑制革兰阴性菌生长。而人工喂养主要益生菌是大肠埃希菌、肠球菌、拟杆菌素等阴性菌。革兰阳性菌、阴性菌对肠道碳水化合物作用完全不同，革兰阳性菌发酵乳糖产生乳酸，乳酸很易被肠道吸收；革兰阴性菌发酵乳糖变为氢气、二氧化碳和有机酸，不易从肠腔中清除。肠道内容物长期酸化可使局部pH降低，低pH可致肠黏膜损伤、2价阴离子解离、肠腔蛋白间隙构型变化。而蛋白间隙构型的变化，可促发血管活性物质的释放而改变肠道微循环。

尽管知道肠道营养有上述不利，但大多数肠道喂养的早产儿并没有发生NEC，胃肠道营养同胃肠道外营养比较起来更容易管理，对黏膜产生有益的营养作用。导管相关的败血症、高糖血症、胆汁淤积及佝偻病是早产儿使用胃肠道外营养的并发症。母乳的一项有益的作用即防止NEC的发生已经被提出，母乳中潜在的保护性因子包括大量的乳酸杆菌、抗葡萄球菌递质、免疫球蛋白、补体组成成分、溶菌酶、乳酸过氧化物酶、乳铁蛋白、巨噬细胞及淋巴细胞。

（四）感染性疾病

虽然只有30%的NEC患儿血培养阳性，而目前许多报道仍认为感染是NEC的重要发病因素，NEC可集中发病，采取严格感染控制措施后可减少NEC的发生，甚至消失。NEC发生发展有类似于败血症和感染性休克样的临床表现，可出现多脏器衰竭。有学者认为NEC是胃肠衰竭在新生儿期的一种特殊表现，严重时常伴多脏器衰竭、呼吸衰竭（91%）、肾衰竭（85%）、心衰（33%）和肝衰（15%）。

（五）血小板活化因子

血小板活化因子（PAF）在NEC的发生中起重要作用。有研究应用缺氧、低温、人工喂养、细菌感染等方法制成了NEC的动物模型，结果发现肠上皮的PAF及其受体的表达增高，阻断PAF的受体表达后NEC的发生率明显下降。PAF表达增高可使肠壁血管通透性增高、白细胞游出、细胞黏附分子的合成增多及活性氧生成增加，从而损伤肠壁。有研究表明，PAF可活化肠上皮细胞的STAT，使磷脂酶A及内皮素-1的合成增加，并可通过上调bax的表达而诱导肠上皮细胞凋亡，从而损伤肠上皮细胞、破坏细胞间的连接而引起细菌移位。另外，PAF还可诱导肠上皮细胞产生TLR4，后者可活化IKK，从而激活NFKB而引起炎症级联反应。如果敲除TLR4，则NEC的发生率明显降低，说明TLR4在NEC的发生中也有重要作用。

（六）肠三叶因子

肠三叶因子（ITF）为三叶肽家族之一，ITF由肠道杯状细胞合成，它能抵抗蛋白酶的消化，并为上皮细胞提供理想的保护。研究表明，ITF具有很强的细胞保护作用，可明显减轻多种损伤因子介导肠黏膜损害，它不仅具有一般生长因子所具有促进细胞增生与移行的能力，还具有独特的生理功能，即同黏液糖蛋白结合，稳定肠黏液层。因而ITF在肠道的自我保护和损伤后修复机制中占据重要地位。Kjellev等认为早产儿易患NEC是由于相对缺乏ITF

所致。研究显示缺乏ITF的小鼠在黏膜损伤后不能很好愈合；而在小鼠的回肠末端过表达ITF的转基因鼠能明显抵抗肠道损伤；在急性结肠炎中ITF的修复能力被明显加强；重组ITF能部分保护内皮细胞免受缺氧诱导的屏障功能障碍。研究发现IL-6在NEC的发展中起着一定的作用，其参与细菌及内毒素引起的炎性反应，加快肠组织坏死，诱发弥散性血管内凝血及休克。研究发现溃疡性结肠炎患者血清IL-6水平明显升高，且与病变范围和病变严重程度呈正相关；亦有研究表明IL-6mRNA水平与胃肠黏膜的炎性疾病相关。因此，在此研究NEC模型鼠中，内源性IL-6水平在NEC组中明显升高，而ITF能明显降低NEC中IL的水平，推测ITF是通过降低肠道组织中IL-6水平，减轻炎性反应保护肠道黏膜的损伤。这一发现可能为新生儿NEC的防治工作开辟了一个新的视野。

（七）黄嘌呤氧化酶

肠组织黄嘌呤氧化酶可能是导致肠道炎症和损伤主要的酶，在NEC的发生发展中起重要的作用。活性氧（ROS）与炎症反应引起的组织损伤密切相关，肠道ROS主要来自黄嘌呤脱氢酶/黄嘌呤氧化酶（XD/XO）系统QLPS能诱发肠组织产生内源性血小板活化因子（PAF）。PAF可通过蛋白水解作用促进XD黄嘌呤脱氢酶向XO转化，使回肠组织XO活性增加（该变化在肠系膜血流恢复之前即已发生），XO促进了多形核白细胞和内皮细胞黏附、ROS（活性氧）产生及炎症递质释放，引起血管收缩，导致缺血和继发性再灌注损伤。缺血和（或）蛋白酶活化后进一步激活XO，进而产生大量ROS，引发炎症连锁反应，造成黏膜屏障严重受损和细菌大量入侵，形成恶性循环，导致休克、败血症甚至死亡。由此可见，引起NEC的终末环节很可能是通过ROS的作用完成。肠道ROS主要来源于XD/XO系统。XD为XO的前体，两者既独立存在又可相互转化，在回肠绒毛上皮表达丰富。XD和XO均可催化次黄嘌呤向黄嘌呤及黄嘌呤向尿酸的转化。不同的是，XD需NAD$^+$作为电子受体，产生稳定的活性产物NADPH，而XO则以分子氧为电子受体，产生高活性超氧阴离子和过氧化氢（H_2O_2）。肠道是机体XO最丰富的器官。正常情况下，XD占酶活性的80%～96%，仅4%～20%以XO形式存在。但在缺血再灌注或感染时，XD向XO转化，XO活性增加，活性氧代谢产物亦增加。源自XO的ROS在炎症反应中起重要作用。一方面，过氧化物同来源于肠上皮细胞的NO相互作用，形成过氧亚硝基阴离子（OONO$^-$），导致膜的脂质过氧化、DNA复制抑制和细胞能量代谢障碍。另一方面，ROS又可激活多形核白细胞，促使中性粒细胞聚集、黏附并进入组织，释放炎症递质，加重肠组织损伤。注射别嘌呤醇、超氧化物歧化酶和过氧化氢酶能减轻或改善肠损伤，则进一步证实XO和RO的作用。研究发现肠损伤先自绒毛顶部开始，渐向绒毛根部发展，损伤评分亦相应增高。原因是XO活性从小肠绒毛根部至顶部依次增高。该特点决定了小肠绒毛顶部较根部更易受到损害。回肠组织XO活性的高低与组织损伤程度呈显著正相关，即XO越高，肠损伤越明显。提示肠组织XO可能是导致肠道炎症和损伤主要的酶。因此，临床如能早期监测XO活性并及时给予干预治疗，或可提高NEC治疗效果，改善预后。

（八）血浆谷氨酰胺水平低下

低下的谷氨酰胺（Gln）浓度导致NEC发生的确切发病机制尚不明确。Becker等认为低Gln浓度使得经鸟氨酸途径合成的精氨酸（Arg）减少，从而导致一氧化氮（NO）合成相应减少，致使胃肠黏膜屏障受损。Akisu等认为：在NEC幼鼠中较长时间、大剂量口服补充Gln可以预防氧自由基引起的肠黏膜损伤；减少肠组织释放TNF，防止细菌移位。Gln是体内含量最丰富的氨基酸，机体内几乎所有的细胞都有Gln酶，具有合成Gln的能力，因此Gln过去一般被认为是非必需氨基酸。随着对Gln独特生理功能的深入认识，现在认为在特定的应激或高代谢状态下（如感染、损伤、营养不良等），机体所产生的Gln已不能满足需要，这时Gln就是必需的，即条件必需氨基酸。研究显示：新生儿尤其是早产儿和低出生体重儿Gln合成酶的数量和活性低下，无法合成足够的Gln满足机体的基本需要；加之新生儿生长发育速度快，对Gln的需求相对多，故其血浆中Gln浓度较成人低，易患多种疾病。肠道是Gln代谢的主要器官。多项研究显示Gln缺乏，容易导致肠黏膜上皮细胞受损，使肠道的正常功能受到影响，从而产生各种肠道疾病。Baskerville等的动物实验显示，静脉注射Gln酶降低血清Gln浓度可导致NEC发生。

（九）危险因素

危险因素包括早产、围产期窒息、呼吸窘迫综合征、脐插管术、低体温、休克、缺氧、动脉导管未闭、青紫型先天性心脏病、红细胞增多症、血小板增多症、贫血、交换输血、先天性胃肠道畸形、慢性腹泻、非母乳的配方乳、鼻—空肠喂养、高渗配方乳、喂养量过多增加过快、流行期间住院、坏死性细菌的肠道移位等。

NEC重要的危险因子是早产、缺氧、肠道缺血、胃肠喂养及局部细菌定植，这些危险因子可激发局部炎症级联反应，导致NEC。胎龄越小，发病率越高。Guthrie等认为低出生体重是NEC发病最重要因子。其他与NEC发病增加的相关因子是产前应用糖皮质激素、阴道分娩、机械通气、生后1周内使用糖皮质激素、吲哚美辛、生后5分钟低Apgar评分、长期脐动脉插管等。另外，母亲绒毛羊膜炎可引起侵入性细菌在肠道定植，激活致肠损伤的炎性递质。宫内发育迟缓、延长辅助通气也可增加重症NEC的发生率。新生儿期使用吗啡，易有不良反应，其可减弱肠道运动能力，诱导喂养问题，甚至在一些情况下加速NEC产生。

二、病理

肠道病变的范围可局限也可能广泛，轻症时坏死只有几厘米，重症时可延至空肠和结肠部位，甚至可能累及全消化道。最常受侵犯的部位是回肠末端、盲肠和升结肠。肠腔极度充气，肠黏膜呈斑片状或大片坏死，肠壁可见不同程度积气，这种气体主要是氮气和氢气，是由产气细菌产生。组织学最早的征象为镜下黏膜呈凝固性坏死，黏膜下层有弥散性出血或坏死。肌肉层也有断续的坏死区。严重者整个肠壁全层坏死，常伴肠穿孔及腹膜炎。

三、临床表现

NEC早期症状与新生儿败血症没什么区别。但其症状和体征变化大，从喂养不耐受到出现急腹症的危重情况，伴有败血症、休克、腹膜炎，甚至死亡。首先出现的症状是腹胀，以后出现呕吐和腹泻，呕吐物可呈咖啡样或带胆汁。腹泻开始时为水样便，一天5~6次至10余次不等，1~2天后为血样便，但轻型仅有隐血。体温正常或有低热。其他症状有拒食、神萎、心率减慢。嗜睡、呼吸暂停和低血容灌注也可以是明显的特征，连续体格检查发现的体征包括进行性腹胀、肌紧张、腹壁红斑，腹部团块的出现表明局部穿孔或进行性腹膜发炎。然而，有时（甚至局部穿孔或进行性腹膜炎）这些体征也不明显或缺失。

（一）NEC相关的症状和体征

NEC相关的症状和体征如表4-1所示。

表4-1　NEC相关的症状和体征

胃肠道	系统的（全身的）
腹胀	昏睡
腹部触痛	呼吸暂停或呼吸困难
喂养不耐受	体征不稳定
胃排空延迟	不对劲
呕吐	酸中毒（代谢性或呼吸性）
潜隐的或肉眼可见的便血	灌注不足或休克
大便性状改变或腹泻	弥散性血管内凝血
腹部团块	—
腹壁红斑	—

（二）突发性NEC与隐匿性NEC的比较

NEC的发作可能是突然的或隐匿的。在突发的形式中，突然临床恶化常发生，与败血症没有区别，婴儿极度危重，具有涉及胃肠道的全身症状和体征，既可以发生于早产儿，也可以发生于足月儿。频发呼吸暂停需要呼吸机支持。可伴有心血管功能不全的症状即外周血流灌注不足，明显的低血压，或两者同时存在。患儿通常呈昏睡状，对外界刺激的反应减弱。腹胀明显，如果患儿接受喂养，会发生胃潴留，出现恶心和呕吐。大便中经常含有可见的隐血点，大量肉眼血便可能提示病情恶化。病初，患儿可能存在混合性的呼吸和代谢性酸中毒，随着疾病的进展，主要为代谢性酸中毒。其他实验室结果包括中性粒细胞减少、血小板减少及电解质紊乱。严重时可发生DIC。NEC也可以经过1~2天逐渐发生，这在早产儿中比足月儿多见。表现为程度不等的喂养不耐受性，大便性状改变，或两者都有。喂养不耐受表现为在大量喂哺后出现胃潴留，通常伴有大便性状的改变。间歇性腹胀可能发生，但常被告知腹软、不紧且肠鸣音阳性。处于NEC发展过程中的这些患儿，一旦被鉴别出来就需立即给予治疗及密切地观察。反复的腹部X线检查和评估大便中有无潜血可能是有益的。通常在24~36h内变为有临床特征的NEC，即有全身症状和有诊断意义的放射线结果。渐进期过程中通常是可逆的。突发性与隐匿性NEC的鉴别如表4-2所示。

表4-2　突发性NEC与隐匿性NEC的比较

突发性NEC	隐匿性NEC
足月儿或早产儿	通常为早产儿
急性灾难性的病情恶化	1~2天的渐进期
呼吸困难	喂养不耐受
休克或酸中毒	大便性状改变
明显腹胀	间歇性腹胀
血培养阳性	大便潜血阳性

（三）不同病区NEC的表现

不同病区的NEC，其临床表现也各有其特点（表4-3）。

表4-3　不同病区的NEC的临床特点

一般病房	重症监护病房
逐渐康复的足月儿或早产儿	生后的足月儿或早产儿
不存在危险因素的早产儿	其他持续的医学问题/危险因素
发作的年龄与胎龄成反比	生后一周发作
喂养紊乱是重要的临床特征	喂养紊乱不常见
渐进或暴发发作	通过ICU护理，症状和体征可能不典型

出院后几天之内的一些婴儿也将发生NEC或类似疾病。这些婴儿可能存在复杂的健康状况如难治性腹泻、免疫缺陷、不适当的喂养或先天性心脏病。

（四）影像学表现

1.腹部X线检查　以动力性肠梗阻、肠壁囊样积气、门静脉积气为特征。腹部X线表现可反映病情的严重程度。X线表现如下：

（1）病变早期肠道缺血，病变肠管功能紊乱，蠕动减退。X线出现选择性肠道积气，表现为肠曲普遍轻度扩张或排列紊乱、僵直、出现短小液平面；肠道痉挛表现为肠曲不规则狭窄、变细、僵直；肠壁周围少量渗液致病变肠管密度欠均匀或肠曲充气不良、狭窄、水管状排列；肠壁水肿，黏膜炎性渗出，显示为肠道内壁模糊、肠间隙增宽，多以右下腹多见，亦可范围广泛；肠壁积气多表现为多发小囊状透亮影。

（2）病变早期累及胃时使胃部扩张或胃壁间充气。表现为胃泡扩大、胃壁增厚，胃腔内出现小网格状、大网格状、条索状或小囊状透光影。

（3）病变早期侵犯结肠或回肠末端。表现为结肠内肠气少或无肠气影。进展期典型X线征象：肠胀气更加明显，肠壁间隔增宽可达3mm以上，僵直固定，呈管状改变，腹腔内渗液进行性增多，特别是肠壁壁间积气和门静脉积气的出现，是NEC的特征性表现，同时也说明病情的严重程度。

（4）肠穿孔时X线检查并未出现游离气体影像，此时B超可作为一个早期发现病情变化的检查。B超除可显示肠壁增厚、腹腔内积液等征象外，对门静脉积气的敏感度要比X线检查高。文献报道，B超可显示＜1.0mm的气体，表现为门静脉内散在的颗粒状高回声区，代表在门静脉内的微量气体，较多气体时则表现为斑片状的高回声区，因此B超对NEC的早期诊断有一定的帮助。

本病X线检查腹部仰卧正位和水平侧位是诊断NEC最有价值的检查方法，肠壁壁间积气和门静脉积气是NEC的特征性征象。新生儿，尤其是早产儿、低出生体重儿临床上出现早期NEC症状，第一次摄片正常或有怀疑者应短期复查，X线检查中发现胃泡影增大且内有网格状、条索状影；或肠管轻度扩张、紊乱、僵直，肠道充气分布不均匀，部分呈管状扩张、部分细小痉挛且肠壁有增厚、模糊，尤其在右下腹；或肠腔内有液平等动力性肠梗阻改变，即应提示NEC的早期诊断。发病早期每6～12h摄片一次，以后每天或隔天摄片一次，直至正常为止。因此，密切随访、动态观察极为重要，它可了解病情的转归情况，为临床治疗提供正确的依据。

2.CT表现 NEC的主要CT表现为节段性的肠壁增厚，肠黏膜水肿，肠间隙模糊，肠壁内可见弧形积气阴影，肝内可见呈枯枝状低密度气体影，增强扫描示气体沿门静脉分布。Ingoo等提出肠道应用碘海醇等水溶性碘离子对比剂后，测定尿标本中碘海醇密度值（CT值），是诊断NEC的一种安全、可靠、快速地方法。其机制为：NEC时，存在肠黏膜损伤，碘海醇可透过肠壁吸收入血，然后被肾脏分泌人尿中。CT值与尿中碘海醇的浓度呈高度线性相关。而在正常儿，因肠壁完整，是不吸收的。

3.MRI表现 肠壁积气在T_1WI、T_2WI上均为线状或多个环状低信号，腹腔内液体表现为T_1WI上的低信号和T_2WI上的高信号。

（五）实验室检查

1.血常规 白细胞异常升高或降低，粒细胞总数、淋巴细胞和血小板减少，而幼稚粒细胞及幼稚粒细胞/粒细胞总数比例升高，C-反应蛋白持续升高等，是反映病情严重程度和进展的重要指标；如伴有难以纠正的酸中毒和严重电解质紊乱，提示存在败血症和肠坏死，即使缺乏肠穿孔的X线表现，也提示有外科手术指征，血培养阳性者仅占1/3。

2.血浆特异性指标 近年来国外有报道血浆中肠脂酸结合蛋白（I-FABP）和肝脂酸结合蛋白（L-FABP）作为NEC发生及其严重程度的早期判断指标，早期I-FABP明显升高者，提示NEC程度较重，而L-FABP为更敏感的早期指标。

3.血糖 可能不稳定。

4.尿糖 可有阳性。

四、临床分期

1978年，Bell首先提出NEC的分期标准，并一直沿用至今，这些标准是根据全身症状、胃肠道体征和放射学征象制订的。

（一）ⅠA期—可疑NEC

1.全身症状 体温不稳定、呼吸暂停、心率减慢、嗜睡。

2.肠道症状 饲喂前胃潴留增加、轻度腹胀、呕吐、大便潜血（+）。

3.放射线的症状 正常或肠扩张，轻度肠梗阻。

4.治疗 NPO，在培养之前使用抗生素3d。

（二）ⅠB期—临床NEC

1.全身症状 同ⅠA期。

2.肠道症状 直肠中排出鲜血。

3.放射前症状 同ⅠA期。

4.治疗 同ⅠA期。

（三）Ⅱ期—确诊NEC（轻度）

1.全身症状 同ⅠA期。

2.肠道症状 同ⅠA期，加上肠鸣音消失，腹部压痛（+/-）。

3.放射学症状　肠扩张，肠梗阻，肠积气征。

4.治疗　NPO，在24~48h内如果检查是正常的，抗生素使用7~10d。

（四）ⅡB期—确诊NEC（中度）

1.全身症状　同ⅡA期，加上轻度代谢性酸中毒，轻度血小板减少症。

2.肠道症状　同ⅡA期，加上肠鸣音消失，明确的腹部触痛，腹部蜂窝织炎（+/−）或右下1/4肿块。

3.放射学症状　同ⅡA期，加上门静脉积气，腹腔积液（+/−）。

4.治疗　NPO，抗生素使用14d，碳酸氢盐纠正的中毒。

（五）ⅢA期—进展期NEC（重度，肠完整无损）

1.全身症状　同ⅡB期，加上低血压，心率慢，严重的呼吸暂停，混合性的呼吸性和代谢性酸中毒，弥散性血管内凝血（DIC），中性粒细胞减少症。

2.肠道症状　同Ⅱb期，加上腹膜炎的症状，明显的触痛及腹胀。

3.放射学症状　同Ⅱb期，加上明确的腹腔积液表现。

4.治疗　同ⅡB期，加上200ml/kg液体，正性肌力的药物应用，机械通气治疗，放液性腹穿刺术。

（六）ⅢB期—进展期NEC（重度，肠穿孔）

1.全身症状　同ⅢA期。

2.肠道症状　同ⅢA期。

3.放射学症状　同ⅡB期，加上气腹。

4.治疗　同上，加上外科干预。

兹将NEC的分期以及各期要点概括如表4-4所示。

表4-4　NEC的分期

分期	全身症状	胃肠道症状	放射学表现
第Ⅰ期（可疑NEC）			
A	嗜睡，呼吸暂停，体温不稳定，心动过缓	胃潴留、轻度腹胀、呕吐、大便隐血（+）	正常或动力性肠梗阻
B	同 I_A	同 I_A+肉眼血便	同 I_A
第Ⅱ期（确诊NEC）			
A（轻度）	同 I_B	同 I_B+肠鸣音减弱或消失，腹部触痛（±）	动力性肠梗阻+肠壁积气
B（中度）	同 II_A+轻度酸中毒、轻度血小板减少	同 II_A+肠鸣音消失，腹部触痛（+），腹部蜂窝织炎（±），或右下腹包块	同 II_A+门静脉积气腹腔积液（±）
第Ⅲ期（重型NEC）			
A（肠道完整）	同 II_B+低血压、心动过缓、严重呼吸暂停、混合性酸中毒、DIC、粒细胞减少	同 II_B+弥散性腹膜炎、明显腹部触痛、腹胀、腹壁红肿	同 II_B+腹腔积液（+）
B（肠穿孔）	同 III_A、突然恶化	同 III_A突然恶化加剧	同 II_B+气腹

五、诊断与鉴别诊断

粪便检查见外观色深，隐血阳性，镜检下有数量不等的白细胞和红细胞。大便细菌培养以大肠埃希菌、克雷伯菌和铜绿假单胞菌多见。实验室数据反映败血症的表现包括白细胞增多、血小板减少、电解质失衡、酸中毒、氧分压降低和高碳酸血症。血培养如培养出的细菌与粪培养一致，对诊断NEC的病因有意义。腹部X线检查对该病的诊断价值极大，如一次无阳性发现，可多次动态摄片观察。肠壁间积气和门静脉积气是确认NEC的特征性征象。有些患儿没有这些特征的X线表现。在多次X线片上见一个大的扩张的静止的肠袢表明为一坏死性肠袢，无气体的腹部可能表明肠穿孔及腹膜炎。门静脉系统内出现气体（PVA）已经被认为是迅速恶化的预兆，体重＜2400g的早产儿发生门静脉积气更为频繁，门静脉积气对外科干预的需求明显增高，经常看到几乎全肠道的坏死，既需内科又需外科治疗的婴儿，其病死率甚高。NEC可侵袭胃肠道各个部分，最通常受累的是空肠、回肠和结肠。可以看见肠壁内点状出血的粗的扩张的肠袢及伴有浆膜下积气的坏死区，在手术中通常看见腹腔积液是混浊的。

由于早期NEC的临床症状、体征、放射学改变多为非特异性，早期诊断并非容易。最近有根据血浆中胃肠型脂肪酸连接蛋白（I-FABP）和肝型脂肪酸连接蛋白（L-FABP）作为NEC发生及其严重程度的早期判断指标。I-FABP存在于小肠绒毛顶端的细胞内，具有组织特异性，与肝细胞受损、转氨酶释放入血类似，测定血中I-FABP水平有助于肠道黏膜损伤判断。早期I-FABP明显升高，提示NEC程度较重，可作为病情判断的指标。而L-FABP在NEC早期即增高，似乎为更敏感的指标，可作为早期诊断的指标，值得进一步探讨。

临床上应与下列疾病相鉴别：

（一）中毒性肠麻痹

尤其是原发病为腹泻或败血症时，甚至易将坏死性小肠结肠炎误诊为中毒性肠麻痹。中毒性肠麻痹无便血，X线片上无肠壁积气。

（二）机械性小肠梗阻

X线腹片上液面的跨度较大，肠壁较薄，无肠间隙增宽模糊，无肠壁积气，再结合临床则易区别。

（三）先天性巨结肠

有腹胀，X线片上有小肠、结肠充气影，需与早期坏死性小肠结肠炎鉴别。后者以腹胀、排便困难为主，无血便，确诊需钡剂灌肠。X线片动态观察无肠壁积气征，结合临床较易鉴别。

（四）新生儿出血症

生后2~5天出现，可以胃肠道出血为主，需鉴别。本病有生后未给予维生素K注射史，无腹胀，X线片也无肠道充气和肠壁积气，维生素K治疗有效。

（五）胎粪性腹膜炎

个别病例的腹部X线检查偶可见散在小囊泡样肠壁积气气影，但早期即可伴有腹腔积液，可有典型的异常钙化影，表现为结节状、颗粒状密度增高影，再结合临床不难鉴别。

（六）肠扭转

肠扭转时机械性肠梗阻症状重，呕吐频繁，腹部 X 线检查示十二指肠梗阻影像，腹部密度均匀增深，并存在不规则多形气体影，无明显充气扩张的肠曲。

（七）自发性胃穿孔

多由于先天胃壁肌层缺损引起，常发生于胃大弯近贲门处，大部分患儿出生时有缺氧史。患儿生后 3～5 天突然进行性腹胀，伴呕吐、呼吸困难和发绀，X 线检查腹部仅见气腹，无肠壁积气或肠管胀气。

（八）肠套叠

常见于婴幼儿，突发腹痛、呕吐，阵发性哭闹，排果酱样血便，腹部常可摸到包块，一般无发热及感染性休克，可资鉴别。

六、治疗

（一）内科治疗

对疑诊 NEC 的患儿早期的强有力的治疗应该开始，这包括足量的静脉内液体补充、血红细胞比积的校正、鼻胃管减压使肠道休息及纠正血小板减少。在急性期每 6h 摄一次腹部 X 线检查用于监测穿孔。许多患儿出现了呼吸暂停和心率减慢，需要气管插管及机械通气。DIC 应该用新鲜冷冻血浆和血小板输注治疗。当使用血浆或其他血制品时应该格外注意，尽管很少发生，但已有报道 NEC 的患儿在输注血制品后出现了危及生命的血栓，血栓形成归因于血制品的抗-T 抗体与婴儿红细胞上暴露的 T 抗原后之间的相互作用。一旦患者已经被确诊，应该开始使用胃肠道外全营养（TPN）以防止营养不良，患儿应该禁食至胃肠功能、腹部检查及腹部 X 线均正常（通常在发作后 10～14d）后至少 5d。抗生素治疗的开始是以经验为根据并持续用 10～14d。

1. 绝对禁食　用胃管持续抽吸排空胃内容物。由静脉供应液体、电解质和营养物质。禁食时间视病情发展而定，一般 10～14d。轻症有时禁食 5～6d 即可。待腹胀呕吐消失，大便潜血转阴，有觅食反射，临床一般情况明显好转可开始恢复饮食，先试喂开水一次，在试喂 5% 糖水两次，每次 3～5ml，如未发生呕吐、腹胀等情况，可改喂母乳以新鲜母乳为宜或 1∶1 稀释的配方奶，从每次 3～5ml 开始，以后可渐增加，每次增加 2ml，切忌用高渗乳汁。喂奶前先从胃管中抽吸胃内容物，如胃内潴留量超过 2ml，则停喂一次。如进食后又出现腹胀呕吐或胃内经常潴留超过 2ml，即应再行禁食至症状消失，再重新开始。有时可如此反复几次才能成功。不可开奶过早或加奶过快，否则都易复发，甚至病情恶化。禁食期间，营养和液体不足部分由全肠外营养液或部分营养液补充，可以从外周静脉滴入。

2. 抗生素　全部患儿必须做血、粪培养，并开始抗生素治疗，抗生素治疗的开始是以经验为根据并持续用 10～14d。针对病原菌可先用青霉素类及氨基糖苷类或第三代头孢菌素。怀疑肠穿孔或已经穿孔者可选用甲硝唑或克林霉素治疗厌氧菌感染，对耐药的葡萄球菌也可选用万古霉素。

3. 加强护理　如保温、保持口腔及皮肤清洁卫生、做好消毒隔离措施、防止交叉感染、做好出入量及胃肠减压抽吸记录、保证氧气供给等。

4.重症患儿或有其他原因　需输血或血浆时，应注意避免输血后发生溶血的危险。有20%～27%患NEC的患儿可因细菌（尤其是产气夹膜梭状芽孢杆菌）释放的神经氨酸酶作用在红细胞表面上，暴露了隐性抗原决定簇：Thomson　Friedenri-ech冷抗原（TFC）也称T隐窝抗原。因TFC抗体是几乎所有正常人血浆中均天然存在的IgM，给此类患儿输用血制品可导致严重且可致命的免疫性溶血。应使用筛选、洗涤过的低抗TFC滴度供血者的红细胞或血小板。

（二）外科治疗

NEC早期可予保守治疗，且许多NEC患儿能够成功救治，但有资料表明20%～60%的患儿仍需行外科手术。

NEC的最佳手术时机是肠壁全层坏死但未穿孔时，此时手术既可去除坏死的肠管，更能有效减轻腹腔感染及毒素吸收。因此，选择合适的手术时机意味着既要防止在无手术指征的情况下轻率手术，又要避免因延误手术时机而产生严重后果。然而，临床上术前很难准确判断患儿肠管损伤程度，通过把握肠坏死及肠穿孔的相关指标，可选择最佳手术时机。

NEC的主要手术指征是肠穿孔或肠坏死。许多征象预示肠坏死或肠穿孔的发生，其中包括气腹、门静脉积气、固定肠袢、腹穿阳性、腹壁水肿或红斑、腹部压痛、肠鸣音消失（排除NEC以外疾病引起）、腹部包块、肠壁积气、临床病情恶化（如代谢性酸中毒、腹胀进行性加重、血压过低、尿量减少、嗜睡和呼吸暂停等）、PLT计数 $< 100 \times 10^9$/L、严重消化道出血及腹部X线片未见气体的腹腔积液，WBC异常（WBC$\leqslant 5.0 \times 10^9$/L或$\geqslant 20.0 \times 10^9$/L）。

以下是通常需要接受外科治疗的征象：

（1）特异性表现：气腹、阳性穿刺术、一系列X线片上固定的肠袢、腹部团块、门静脉积气。

（2）支持性的表现：腹部触痛、持续的血小板减少（< 100000/mm^3）、进行性的中性粒细胞减少、临床恶化、严重胃肠道出血。

（3）经内科积极治疗临床情况继续恶化。

具体手术方式主要根据术中肠管坏死程度及范围决定。如患儿整体情况良好，病变肠管呈局限性或单纯穿孔，腹腔污染不重，行肠切除肠吻合术或仅行肠穿孔修补、腹腔冲洗引流术。肠管多处穿孔、污染重，病情差，不宜行肠切除肠吻合，可行肠外置或切除坏死肠管后作肠造瘘，2个月后行关瘘术。病变极其严重，无机会行肠切除或修补、无法作肠旷置，仅能行简单腹腔冲洗引流术。如肠管难以判断坏死，只行肠系膜根部利多卡因封闭及温盐水湿敷肠管后再观察；如仍不确定且病变范围广泛，可行肠造瘘或24小时后再次手术，重新检查可疑肠管生机，以决定肠管切除的范围。短肠综合征是NEC最严重的并发症，其预防与治疗也是近年的研究热点。腹腔引流、近端造瘘而不行肠切除或腹腔引流加穿孔肠管修补等均有报告，但很难评估哪种方法能更多地保留肠管。一旦发生短肠综合征，除了TPN营养支持外，外科手术主要集中在减慢营养成分通过肠管的速度及增加吸收面积上，但这些新的手术方式远期疗效还有待评估。

第五章　呼吸系统疾病

第一节　新生儿呼吸窘迫综合征

一、概述

新生儿呼吸窘迫综合征（NRDS）又称新生儿肺透明膜病（HMD），系指出生后不久即出现进行性呼吸困难，呼吸衰竭，病理特征为肺泡壁上附有嗜伊红透明膜和肺不张。

二、病因

（一）早产儿

早产儿肺发育未成熟PS合成分泌不足。胎龄15周时，可在细支气管测得SP-B和SP-C的mRNA，胎龄24~25周开始合成磷脂和活性SP-B，以后PS合成量逐渐增多，但直到35周左右PS量才迅速增多。因此，胎龄小于35周的早产儿易发生RDS。胎龄越小，发生率越高。

（二）围生期窒息

是增加发病率和影响其严重限度的重要因素，围生期窒息可能影响肺泡表面活性物质的产生和肺动脉痉挛。

（三）糖尿病

母亲NRDS的发病率为无糖尿病母亲的同胎龄新生儿的5~6倍。糖尿病母亲的胰岛素水平升高，具有拮抗肾上腺皮质激素的作用，可延迟胎儿的肺发育成熟。

（四）其他的危险因素

正常分娩的子宫收缩可使肾上腺皮质激素水平升高，促进肺发育成熟，剖宫产缺乏这种刺激。

三、发病机制

本病因缺乏由Ⅱ型肺泡细胞发生的表面活性物质所造成。表面活性物质的85%由脂类组成，在胎龄20~24周时出现，35周后迅速增加，故本病多见于早产儿。表面活性物质具有降低肺表面张力，保持呼气时肺泡张开的作用。表面活性物质缺乏时，肺泡表面张力增高，肺泡半径缩小，吸气时必须增加压力，吸气时半径最小的肺泡最先萎陷，导致进行性呼吸困难和肺不张。低氧血症等又抑制表面活性物质的合成，由于肺组织缺氧、毛细血管通透性增高、细胞外液漏出、纤维蛋白沉着于肺泡表面形成透明膜，严重妨碍气体交换。

四、临床表现

本病多见于早产儿。出生时或生后不久（4~6h内）即出现呼吸急促、呼气性呻吟、鼻扇和吸气性三凹征等典型体征。病情呈进行性加重，至生后6h症状已十分明显。继而出现呼吸不规则、呼吸暂停、发绀，甚至面色青灰合并四肢松弛；心音由强转弱，两肺呼吸音减弱，早期多无啰音，以后可闻及细湿啰音。

五、辅助检查

（一）肺成熟度检查

1.磷脂酰胆碱/鞘磷脂比值 胎儿肺内液体与羊水相通，故可测羊水中磷脂酰胆碱/鞘磷脂比值（L/S），L/S＜1.5表示肺未成熟，RDS发生率可达58%；L/S1.5～1.9表示肺成熟处于过渡期，RDS发生率17%；L/S2.0～2.5表示肺基本成熟，RDS发生率仅0.5%。

2.磷脂酰甘油（PG） 小于3%表示肺未成熟，敏感度较高，假阳性率较L/S低。

3.泡沫试验 生后1h内从新生儿胃内抽出胃液0.5ml，加等量95%乙醇溶液在试管内，振荡15s，然后静立15min，观察管壁内泡沫多少来判断结果。"－"为管壁无泡沫；"+"为气泡占管周＜1/3；"++"为＞1/3管周至单层泡沫；"+++"为有双层气泡排列者。"－"者示肺泡表面活性物质不足，易发生NRDS；"+++"示可排除NRDS；"+"～"++"为可疑。

（二）肺X线检查

本病X线检查有特异性表现，需在短期内连续摄片动态观察。通常按病情限度将NRDS的X线所见分为4级：

1.Ⅰ级 肺野透亮度普遍减弱，细小网状及颗粒状阴影分布于两肺野，无肺气肿。

2.Ⅱ级 除全肺可见较大密集颗粒阴影外，出现支气管充气征。

3.Ⅲ级 肺野透亮度更加降低，呈毛玻璃样，横膈及心界部分模糊，支气管充气征明显。

4.Ⅳ级 整个肺野呈"白肺"，支气管充气征更加明显，似秃叶树枝。胸廓扩张良好，横膈位置正常。

六、诊断与鉴别诊断

NRDS需与围生期引起呼吸困难的其他疾病鉴别，如吸入综合征、肺湿、宫内肺炎、膈疝和肺出血等。通过病史、临床症状和胸部X线片不难区别。此类引起呼吸困难疾病大多见于足月儿。

（一）早产儿宫内感染性肺炎

早期胸部X线片很难区别。下述症状提示婴儿有肺炎：胎膜早破超过24h；发热或持续有低体温；四肢肌张力减弱，反应低下；生后12h内出现黄疸；早期出现呼吸暂停和持续性低血压。可抽取胃液检菌协助诊断。

（二）青紫型先天性心脏病

先天性心脏病体格检查有异常体征，胸部X线片可见心影增大，肺血增多或减少。

七、治疗措施

（一）肺泡表面活性物质替代疗法

目前已常规性的用于预防或治疗NRDS新生儿。目前主张预防性给药，仅限于确有表面活性物质缺乏可能的早产儿，生后15min内给药。确诊患儿，应立即给药。临床推荐治疗剂量：首剂为100~200mg/kg，必要时再重复1~2次，剂量减为100mg/kg，每隔8~12h给药1次。

（二）一般治疗

1.维持中性温度　适度保持温度与湿度以减少氧气的消耗。使用呼吸器的患儿应置于远红外线开放暖箱，监护呼吸、心率、血压、血氧饱和度等，给予氧气时亦应加热与湿化。

2.维持营养、体液及电解质平衡　生后最初2~3天内禁止经口喂养，应静脉滴注维持营养需要和体液平衡。生后2~3天液体需每日60~80ml/kg，钠每日2~4mmol/kg，生后第3天起，钾每日1~2mmol/kg。3天后可经鼻饲胃管喂养，如不能接受经口喂养则进行部分或全部胃肠外营养。加用氨基酸和脂肪乳使热量 > 232kJ/kg（60kcal/kg），并注意补钙，当血浆蛋白低于20~25g/L，可输血浆或清蛋白5~1.0g/kg。

3.纠正代谢性酸中毒　根据血气结果纠正，5%碳酸氢钠溶液5ml/kg，加2.5倍5%~10%葡萄糖溶液配成等渗液静脉滴注，可提高血HCO_3^- 3~5mmol/L。呼吸性酸中毒用呼吸机改善通气纠正，而不应给碱性药。

4.抗生素使用　由于RDS易与B组溶血性链球菌感染等宫内肺炎相混淆，且常急剧恶化。经气管内插管可使呼吸道黏膜损伤而发生感染，故所有RDS均应用抗生素治疗。根据呼吸道分泌物培养药敏试验选用有效抗生素。

（三）氧疗

根据缺氧限度选择不同供氧方法。轻症者用面罩、头罩给氧，使PaO_2维持在60~80mmHg（8~10.7kPa），吸入氧浓度应根据PaO_2值调整，一般为40%~60%。如吸氧浓度达60%，PaO_2仍低于50mmHg（6.67kPa），青紫无改善，应及早选用CPAP给氧。

（四）CPAP给氧

一旦发生呼气性呻吟，即给予CPAP。CPAP一般用于轻型和早期RDS，$PaCO_2$低于60mmHg（8kPa），使用CPAP后可避免进行机械通气。

（五）机械通气

用CPAP治疗时压力 > $8cmH_2O$（0.79kPa），氧浓度80%，如PaO_2 < 50mmHg，呼吸暂停反复发作；血气分析呈Ⅱ型呼吸衰竭，PaO_2〉70mmHg（9.33kPa）；胸部X线片显示病变在Ⅲ级或Ⅲ级以上。具有其中任何一条者，均为应用机械通气的指征。呼吸机参数初调值：吸入氧浓度60%，吸气峰压（PIP）20~$25cmH_2O$（1.96~2.45kPa），PEEP4~$5cmH_2O$（0.139~0.49kPa），呼吸频率30~40次/分，吸呼比（1∶1）~（1∶1.2）。然后根据血气分析和病情变化适当调节参数。

八、预后

病情轻者，72h后逐渐恢复。病情重者，如无机械辅助通气，多在数小时到3日内死亡；如能生存3天以上而未并发脑室内出血或肺炎等并发症，则肺泡Ⅱ型细胞可产生足够的表面活性物质，使病情逐渐好转，经数日可痊愈。

第二节　胎粪吸入综合征

胎粪吸入综合征（MAS）据统计占活产新生儿的 1.2%～1.6%，本病发生于足月儿、小于胎龄儿及过期产儿；早产儿（尤其胎龄 < 34 周者）虽有严重窒息，在宫内也不排胎粪。此类婴儿病史中常有围生期窒息史，母亲常有产科并发症，分娩时常有产程延长及羊水胎粪污染史，如在妊娠末期或产时能做好胎心监护，产房能做好吸引，常可避免大量胎粪吸入，急慢性缺氧（或）感染均可造成宫内排出胎粪，在应激状态下宫内产生喘气可吸入大量胎粪污染羊水。

一、病因及发病机制

急、慢性宫内缺氧可导致肠系膜血管收缩，肠道缺血，肠蠕动亢进，肛门括肌松弛而引起宫内排胎粪，宫内缺氧胎儿呼吸时可吸入已被胎粪污染的羊水，婴儿前几次呼吸可将在上呼吸道含胎粪小颗粒的羊水吸入细支气管，产生小节段性肺不张，局限性阻塞性肺气肿及化学性肺炎，使肺的通气、血流比例失调，影响气体交换，造成严重呼吸窘迫，甚或并发气胸及持续肺动脉高压，胎粪吸入综合征患儿有 1/3 并发肺动脉高压，在宫内脐带长时间受压可导致肺血管重构造成持续肺动脉高压。

二、临床表现

婴儿出生时皮肤常覆盖胎粪，指、趾甲及脐带为胎粪污染呈黄、绿色，经复苏，建立自主呼吸后不久即出现呼吸困难、青紫。当气体滞留于肺部时，因肺部过度扩张可见胸廓前、后径增宽呈桶状，听诊可闻粗大啰音及细小捻发音；出生时有严重窒息者可有苍白和肌张力低下，由于严重缺氧可造成心功能不全、心率减慢，末梢循环灌注不足及休克表现。10%～20% 伴有气胸及纵隔积气，严重病例当并发持续胎儿循环时呈严重青紫。

多数病例于 7～10d 恢复。

三、X 线表现

（一）轻型

肺纹理增粗，呈轻度肺气肿，横膈轻度下降，诊断需结合病史及临床，常仅需吸入低于40% 氧，吸氧时间 < 48h。

（二）中型

肺野有密度增加的粗颗粒或片状、团块状、云絮状阴影；或有节段肺不张及透亮充气区，心影常缩小，常需吸入 > 40% 氧，持续吸氧时间 > 48h，但无气漏发生。

（三）重型

两肺有广泛粗颗粒阴影或斑片云絮状阴影及肺气肿现象，有时可见肺不张和炎症融合形成大片状阴影，常并发气胸或纵隔积气，需机械通气治疗，持续通气时间常超过 48h，常伴肺动脉高压。

四、治疗

（一）清理呼吸道

见到胎粪污染羊水时，于婴儿胸部娩出前清理口、鼻、咽分泌物，用大口径吸管吸出含胎粪的黏液、羊水，窒息如无活力婴儿出生时立即在喉镜下用胎粪吸引管做气管内吸引，然后再按复苏步骤处理，必要时需再次气管插管吸引。如自主呼吸有力可拔除气管插管，继续观察呼吸症状，同时摄胸片了解肺部吸入情况。生后的头2h内，每30min行胸部物理治疗及吸引一次，如有呼吸道症状出现，胸部X线片有斑片阴影时，以后每隔3~4h做胸部物理治疗及吸引一次。

（二）一般处理及监护

应注意保温，需将患儿置于合适的中性环境温度中；有呼吸系统症状者应进行血氧监测，可做血气或以经皮测氧仪或脉搏血氧饱和度仪监测氧合状态，及时处理低氧血症。严重窒息者应每隔2h监测血压1次，当有低血压，灌流不足及心搏出量不足表现时，可输入生理盐水，必要时可考虑血浆或5%清蛋白；对于严重窒息患儿尚需精确记录尿量，为防止脑水肿及肾衰竭，需限制液体，生后第一天给液量为60ml/kg，第2天根据尿量可增加至60~80ml/kg，有代谢性酸中毒者应以碳酸氢钠纠正。此外尚需监测血糖及血钙，发现异常均应及时纠正。

（三）氧疗

物理治疗过程中需同时供氧，证实有低氧血症时应给予头罩湿化、加温吸氧，随时调整吸入氧浓度，使血氧分压保持在6.65kPa以上，因持续低氧会造成肺血管痉挛并发持续肺动脉高压。

（四）机械通气

严重病例当吸入氧浓度增加至60%，而PaO$_2$<6.65kPa或PaCO$_2$>7.98kPa时需机械通气治疗，呼吸机应用参数各家报道并不完全一致，但为防止空气进一步滞留于肺内不能用太高呼气末正压，推荐用0.196~0.39kPa（2~4cmH$_2$O，1cmH$_2$O=0.098kPa），有人认为可用较高吸气峰压2.94~3.43kPa（30~35cmH$_2$O），呼吸频率20~25次/min，吸气时间0.4~0.5s，应有足够呼气时间；也有人认为开始呼吸机设置可为：吸入氧浓度0.8，呼吸频率60次/min，吸气峰压2.45kPa，呼气末正压0.29kPa。某些患儿对较快的通气频率及较短的吸气时间（每次0.2s）反应良好，常规呼吸机治疗失败或并发气漏时，改用高频振荡通气常能取得良好效果。呼吸机应用过程中如有躁动需同时用镇静剂或肌肉松弛剂，胎粪吸入综合征患儿在机械通气时，随时应警惕气胸之发生，需准备好抽气注射器及排气设备。

（五）药物治疗

胎粪会加速细菌生长，故当胸部X线片显示肺部有浸润变化时应常规给予广谱抗生素治疗，必要时做气管分泌物细菌培养。

（六）严重低氧血症病例

经上述处理不能使低氧改善时，常并发持续肺动脉高压。

五、预防

对于有胎盘功能不良的孕妇如妊娠毒血症或高血压等，或已确诊为小于胎龄儿及过期产儿时，在妊娠末近分娩期应做胎心监护，发现胎粪污染羊水时，应做好吸引胎粪及复苏准备，力争建立第一次自主呼吸前，吸出咽喉部及气管内胎粪。

第三节　支气管肺发育不良的诊断及防治

支气管肺发育不良（BPD）是新生儿尤其早产儿长期吸入高浓度氧导致肺部出现以炎症和纤维化为主要特征的急慢性损伤。纵观近10年国内外新生儿领域发展史，高氧导致的肺损伤越来越受到关注，研究的内容涉及活性氧、细胞因子、生长因子、基质金属蛋白酶以及细胞信号转导等介导的肺损伤，令人遗憾的是，目前仍然缺乏有效的治疗方法逆转或减缓这种疾病的进程。

一、BPD的定义及诊断标准

BPD是早产儿尤其是小早产儿呼吸系常见疾病，具有独特的临床、影像学及组织学特征。1967年，Northway等首次报道并命名。此为经典型BPD，其特点是常继发于有严重呼吸窘迫综合征（RDS），30～34周的早产儿，并将此命名为传统BPD。1988年BPD定义修正为患儿校正胎龄36周仍需持续辅助用氧。而随着产前类固醇激素的应用，肺表面活性物质（PS）替代治疗及机械通气方式的改进，目前更为常见的新型BPD，其主要发生于出生体质量<1200g、胎龄<30周早产儿，出生时仅有轻度或无肺部疾病，不需给氧或仅需低体积分数氧，住院期间逐渐出现氧依赖持续时间超过校正胎龄36周。

2000年6月由美国国家儿童卫生与人类发育研究机构（NICHD）、国家心脏、肺和血液研究院及少见疾病委员会制订了BPD的新定义，即任何氧依赖（$FiO_2 > 21\%$）超过28天的新生儿可诊断为该病，并依据胎龄进行分度：如胎龄<32周，根据校正胎龄36周或出院时需的吸入氧浓度（FiO_2）分为：

（1）**轻度**：未用氧。

（2）**中度**：$FiO_2 < 30\%$。

（3）**重度**：$FiO_2 > 30\%$或需机械通气。如胎龄≥32周，根据生后56天或出院时需FiO_2，分为上述轻、中、重度。

二、流行病学

2010年NICHD发布的报告显示，2003～2007年美国20个中心出生体重在401～1500g和胎龄在22～28周的早产儿68%患有BPD，轻度27%，中度23%，重度18%。一项中国NICU多中心的研究发现BPD发病率为1.26%，其中胎龄在28、28～30、30～32、32～34、34～37、<37周BPD发生率分别为19.3%、13.11%、5.62%、0.95%和0.09%。

三、病理生理

由于呼吸道狭窄、间质纤维化、肺水肿、肺不张导致肺动态顺应性降低，呼吸道阻力逐渐升高，致使患儿出现浅快呼吸、反常呼吸，从而使无效腔样通气增多，吸入气体分布不均。血管平滑肌增生，成纤维细胞进入血管壁，血管直径变小，顺应性降低，导致血管阻力增加，通气/血流（V/Q）失调，引起低氧血症。新型BPD肺泡数量大量减少，现存肺泡结构简单，肺微血管发育不良，加重肺泡简单化，导致通气、换气功能严重降低，缺乏呼吸支持时缺氧严重。缺氧导致血管收缩，肺动脉高压，严重者导致左、右心室肥大，高血压，主肺动脉侧支循环加重，导致患儿病死率高。

四、病因和发病机制

以前多数学者认为其本质是在基因易感性的基础上，宫内和出生后的多重打击（呼吸机容量伤、氧毒性、肺水肿、脓毒血症等）引起促炎、抗感染因子的级联反应，对发育不成熟的肺引起损伤，以及损伤后血管化失调和肺组织异常修复。其中肺发育不成熟、肺损伤、损伤后异常修复是导致BPD的关键环节。

（一）基因易感性

1.BPD的发病可能存在个体差异，与基因易感性有关　Parker等报道遗传因素增加个体患BPD的风险，是BPD发病的独立因素之一。随后Lavoie等对患有BPD、胎龄＜30周的双胞胎早产儿为研究对象，应用模拟拟合模型分析方法，进一步证实遗传因素参与BPD的发病机制。目前研究的重点是以下基因，这些基因最后生成的蛋白有调节免疫功能，调节血管、肺重建等作用。目前报道的有肺表面活性物质蛋白B（SP-B）基因、肿瘤坏死因子-α（TNF-α）、甘露糖结合凝集素-2（MBL2）、血管内皮生长因子（VEGF）、Toll样受体（TLRS）、基质金属蛋白酶16蛋白（MMP16）等。

2.不同种族可能存在不同的BPD易感基因　如TNF-α、TLR-10基因位点多态性可能与汉族早产儿BPD发生有关，而非洲裔美国人中rs3771150（IL-18RAP）和rs3771171（IL-18R1）2个单核苷酸多态性与BPD相关。加拿大一项研究发现LR-4-299杂合型在加拿大裔重度BPD患儿中高度表达，但在芬兰裔患儿中并未发现这种关系。有研究显示部分BPD易感基因可能与其临床严重程度相关，这有待于进一步证实。

针对基因易感性的研究，可明确BPD易感基因，有助于对早产儿BPD进行预测和预防，进行特效的个体化基因治疗，对优生优育工作具有重大的指导意义。

（二）早产和肺发育不成熟

流行病学提示早产和低体质量是BPD发生的最危险因素，BPD发病率随着胎龄和体质量的增加而减少。调查显示，胎龄＜26周、体质量501～1500g的早产儿最易发生BPD，其主要原因是26周时，肺处于小管期，发育极不成熟。

（三）产前感染和炎症

绒毛膜羊膜炎、宫内炎症因子的暴露和胎儿炎症诱导肺部出现含有异常损伤修复的炎症反应，是以炎症细胞的迅速募集和随之一系列有害递质的增多为特征，这一过程可能直接影响肺泡—毛细血管组织的完整性。

（1）产前感染和炎症与早产密切相关，胎龄越小，其母亲绒毛膜羊膜炎的发生率越高。导致宫内感染和炎症的最主要原因是病原体如解脲脲原体等经生殖道的上行性感染，继而产生绒毛膜羊膜炎、脐炎甚至胎儿炎症反应综合征。

（2）宫内感染和炎症不仅可导致早产，并且可对早产儿有多方面的损害作用，包括改变大脑和肺脏的发育。患有绒毛膜羊膜炎的母亲所生婴儿患 RDS 的概率明显减小，但婴儿患 BPD 的可能性增加，产前感染对于肺脏发育的这一矛盾效应被称为"Watterberg"效应。对曾暴露于绒毛膜羊膜炎的早产儿生后早期有更高的致病性需氧菌和真菌的气道定植发生率，这使他们更容易罹患 BPD。

（四）高浓度氧

早产儿出生时过氧化氢酶、半胱氨酸（谷胱甘肽前体）以及其他抗氧化物质水平低，复苏及氧疗时用氧频率高，抗氧化压力大。高氧导致动物肺部病理改变同 BPD，提示高氧是 BPD 发病的独立因素，将胎龄 32 周持续需氧患儿置于高氧环境中可提高 BPD 的发病率，短期将极早产儿置于高氧环境中也可诱发 BPD。高氧可引起肺水肿、炎症反应、纤维蛋白沉积以及 PS 活性降低，同时在体内形成高活性的氧自由基，加重炎症反应，导致肺损伤。并且高氧可导致肺泡中 VEGF 表达下降，使血管生成减少，导致肺泡化降低，产生 BPD。

（五）机械通气

机械通气是引起 BPD 的独立危险因素。不充分的呼吸末正压和随后的肺泡塌陷、高气压引起的过度充气均可导致肺损伤，引起肺泡上皮细胞、弹力纤维、毛细血管内皮破裂，小分子蛋白和液体渗漏至肺泡腔；机械通气还可通过炎性因子级联效应促发炎性反应。接受机械通气的新生儿肺部有上调血管生成抑制基因和下调促血管生成基因的总体趋势，也就意味着血管生成改变。这个改变可能与新生血管畸形有关，从而形成 BPD 患儿肺部肺泡化障碍的基础。

（六）营养

营养在肺的发育和成熟中占有重要地位，营养不良严重影响肺功能。早产儿低水平的 N-乙酰半胱氨酸、维生素 A、维生素 E、肌醇影响其抗氧化能力、肺发育和表面活性物质的产生。脂质过氧化物可加重早产儿抗氧化负担。

（七）其他

先兆子痫被单独列为 BPD 的高危因素。先兆子痫时肺血管生发受到抑制。

五、BPD 的临床表现

新型 BPD 患儿通常出生时无症状或较轻，仅需低体积分数氧或无须用氧，但随着日龄增加，症状渐加重，出现进行性呼吸困难、发绀、三凹症，呼吸支持程度逐渐增加。部分患者经过一段时间的治疗可逐渐撤机或停氧；少数 BPD 患儿到 2 岁时仍需要氧支持，极其严重者可导致呼吸衰竭甚至死亡。并发症：

（1）并发肺损伤，中至重度 BPD 患儿 6、12、24 个月时，肺损伤无改善。通气受限是 BPD 患儿童年时期最常见的并发症。2 岁时有明显气流阻塞的患儿在儿童期仍会有相应的表现。50% 的 BPD 患儿在儿童期，主要是 2～3 岁时反复住院，尤其是有呼吸道合胞病毒感染时。

（2）BPD患儿发生脑性瘫痪（脑瘫）和认知、运动功能延迟的危险发生较高，可能与使用GC有关。

六、BPD的辅助检查

（一）影像学检查

1.X线检查　Northway等根据BPD的病理过程将经典BPD的胸部X线表现分为4期：Ⅰ期（1~3天），两肺野模糊呈磨玻璃样改变，与呼吸窘迫综合征的X线表现相同；Ⅱ期（4~10天），两肺完全不透明；Ⅲ期（11~30天），进入慢性期，两肺野密度不均匀，可见线条状或斑片状阴影间伴充气的透亮小囊腔；Ⅳ期（1个月后），两肺野透亮区扩大呈囊泡状，两肺结构紊乱，有散在的条状或片状影，以及充气过度和肺不张。1994年，Weinstein等则将BPD的肺部X线表现分为6级：

（1）Ⅰ级：不清楚、不明确的混浊影，肺野模糊。

（2）Ⅱ级：明确的线网状混浊影，主要分布于中内带。

（3）Ⅲ级：粗大的线网状混浊影延伸至外带，与内带融合。

（4）Ⅳ级：除Ⅲ级表现外，还有非常小但明确的囊状透亮影。

（5）Ⅴ级：囊状透亮影大于Ⅳ级，不透亮区与囊状透亮区近似相等。

（6）Ⅵ级：囊状透亮区大于不透亮区，肺呈囊泡状改变；新型BPD的胸部X线表现早期常无改变或仅见磨玻璃状改变，表现不典型。有时仅表现为肺野模糊，肺纹理增多、增粗、紊乱，反映了肺体积弥散性减小或液体增多；有时表现为肺节段性或肺叶性不张，或者呈炎性浸润的斑片状阴影。尽管BPD的胸部X线表现没有特征性，也不再作为疾病严重程度的评估依据，但可初步评估新型BPD的肺功能。

2.胸部CT　对于临床怀疑而X线片无明显改变的患儿，应行胸部CT以期早期确诊。CT与X线片相比，更易发现肺结构的异常，主要征象为肺野呈毛玻璃状密度影及实变影（部分可见充气支气管征）、过度充气及囊状透亮影、条索状致密影、线性和胸膜下三角形密度增高影。病变多发生在双下肺，常呈对称性。有学者提出CT上的多发囊泡影是诊断BPD的重要依据。

3.肺部B超　近年来，超声诊断肺疾病已成为一种重要的检查和治疗效果监测手段而被临床医师所认可。超声可以减少放射线的应用，在个别先进NICU或重症医学领域，已建议用肺超声替代胸部X线或CT检查而作为肺疾病的一线诊断手段。早产儿早期肺部超声对于BPD的诊断具有一定的预测价值。

（二）其他

液性肺活检、敏感的血清学指标等都是近年来研究BPD预测及早期诊断的热点。

1.支气管肺泡灌洗液（BALF）　实验室检测被称为安全有效的液性肺活检，对BALF从细胞学、蛋白、酶类到细胞因子、分子遗传学、微生物学等方面进行检测，对BPD患儿的早期诊断具有重要作用。

2.其他　出生后3天血清中IL-8和1L-10水平升高或趋化因子蛋白水平降低及生后14~21天的IL-6水平升高增加BPD发病风险（按矫正胎龄36周定义）。血小板活化因子（PAF）、

TNF-α、可溶性晚期糖基化终末产物受体（sRAGE）等在急性肺损伤时血清中异常表达，有可能成为BPD早期敏感的生化指标，为BPD的防治提供帮助。

七、BPD的防治

（一）预防早产

早产是BPD发生的最危险因素，且胎龄越小，发病率越高。

1.孕酮　目前已用于有早产史的高危产妇预防。一项关于孕酮预防早产的多中心随机对照研究和Meta分析结果表明，治疗组产妇在37周前分娩的发生率明显降低，出生体重≥2.5kg婴儿的发生率明显降低；新生儿颅内出血的发病率明显降低。然而，尽管孕酮使早产的风险降低了50%，却对新生儿预后无明显影响，临床上推广应用还缺乏循证医学证据支持。

2.抗生素治疗　应给予早产、胎膜早破的孕妇抗生素治疗，以降低早产的风险。早产的发生与宫内感染有关，且胎龄越小，宫内感染发生率越高。胎龄＜28周的早产儿宫内感染和炎症发生率高达90%以上。

3.产前应用糖皮质激素　2013年欧洲共识建议：应给予所有孕23～34周、有早产危险的孕妇单疗程产前糖皮质激素治疗；当第1疗程糖皮质激素治疗已超过2～3周，而胎龄小于33周且又1次产程启动开始，应进行第2个疗程的产前糖皮质激素治疗；足月前需剖宫产的孕妇应给予糖皮质激素治疗。产前1～7天应用糖皮质激素可降低发生呼吸窘迫的风险，然而，目前尚无确切的证据提示其能降低BPD的发生率，甚至有研究显示，多疗程糖皮质激素可显著增加BPD发生率。

（二）合理的呼吸管理策略

1.肺保护策略　机械通气的目的是促进有效的气体交换，减少呼吸做功，减轻肺损伤对于有RDS风险的早产儿，出生后即刻就应使用CPAP，以减少机械通气。RDS患儿应尽早采用INSURE策略，以降低机械通气的应用和BPD发生率。使用机械通气过程中，可采用允许性高碳酸血症策略及目标潮气量通气模式等以减少肺损伤，尽可能缩短机械通气持续时间，可减少BPD发生。

2.合理用氧　适宜的氧疗可以维持全身代谢及生长发育需要，有助于纠正低氧血症。氧饱和度过高或过低对于机体都是不利的。高氧与早产儿ROP及BPD关系密切，而氧饱和度过低可以增加患儿的病死率。氧疗的最佳目标是维持组织适当氧供，但不产生氧中毒和氧应激。合理用氧对于预防和治疗BPD均起重要作用。目前将$SpO_2$90%～95%作为早产儿出生后推荐用氧监测指标。

3.枸橼酸咖啡　该药可防治早产儿呼吸暂停，能明显缩短机械通气时间，减少BPD发生率，减少脑瘫和认知功能障碍发生率，可作为出生体重在1250g的RDS早产儿常规治疗的一部分。首次负荷量为20mg/（kg·d），以后5mg/（kg·d）维持，可酌情持续使用至临床纠正胎龄34周。但需注意其可能存在的潜在不良反应，如增加氧耗使体质量增长缓慢、抑制腺苷受体，从而减弱神经保护作用。

4.吸入性支气管扩张剂　β-肾上腺素受体激动剂可降低气道阻力，改善通气，心动过速是其主要的不良反应。首选沙丁胺醇，仅雾化吸入而不应口服给药。可用沙丁胺醇计量吸入器或0.5%沙丁胺醇溶液（5mg/ml），0.02～0.04ml/kg，雾化吸入，逐渐加量直至总量0.1ml，每6～8小时1次。

5.吸入性NO　吸入一氧化氮（iNO）不仅可以治疗新生儿持续肺动脉高压，还可以改善早期的肺功能，改善肺的发育和细胞外基质的沉积，从而减少低氧性呼吸衰竭早产儿BPD的发生，降低病死率。目前的证据不支持在＜34周早产儿中，早期常规、抢救或晚期复苏中应用NO。NO的吸入疗法目前仍是新生儿BPD防治中的热点，对其合适剂量、给药时间、疗程等仍有待论证。

6.PS治疗　自从20世纪90年代初外源性PS应用以来，早产儿尤其是超低出生体重儿的存活率显著提高，BPD严重性和病死率已显著降低。但各种不同方案的PS替代疗法Meta分析结果表明，PS并不能降低BPD的发生率。

（三）抗感染治疗

1.糖皮质激素　由于炎性损伤是BPD发生的关键环节，肾上腺糖皮质激素可抑制炎症反应、减轻支气管痉挛及肺水肿和肺纤维化，促进肺抗氧化酶及PS的生成，迅速改善肺功能，有助于撤离呼吸机，减少BPD发生率，因此已广泛用于预防和治疗BPD。由于糖皮质激素增加病死率，抑制头围生长、神经系统发育以及肺组织成熟，尤其早期（生后96h内）或早中期（生后7～14d）应用或大剂量应用时，可引起婴儿神经系统发育迟缓和脑瘫，还可引起高血糖、高血压、感染、消化道溃疡、生长抑制和心肌肥大等，所以，临床上对糖皮质激素的使用还存在争议。对于极低出生体重儿生后使用地塞米松应采取谨慎态度，不应常规作为预防或治疗BPD药物。而依据循证医学证据表明，新生儿期使用激素治疗BPD，随访至5~8岁，其对中枢神经的损伤在远期是可逆的。欧洲和北美都已分别制订了BPD时糖皮质激素的应用指南。

2.吸入型糖皮质激素　吸入型糖皮质激素具有局部抗感染作用，而全身性反应甚微，因此可考虑应用。常用药物有布地奈德、倍氯米松等。吸入1～4周，可显著改善拔管成功率，对于正准备拔管的婴儿，吸入糖皮质激素有减少机械通气时间和36周时氧需要的趋势，然而，目前尚无证据证实雾化吸入糖皮质激素在预防或治疗BPD中的疗效。故仍需进一步随机对照研究其是否有预防BPD的作用及不同给药途径、剂量、治疗方案的疗效，利/弊比及远期影响等，尤其是对神经发育的影响。美国儿科学会的建议：不主张将糖皮质激素全身给药作为VLBWI预防或治疗BPD的常规方案。临床医师对患儿只能作个体化的处理：是否有成功拔管的较大可能性？是否一定需要全身糖皮质激素的使用？是否可予吸入糖皮质激素？临床对DEX的使用应是限制在呼吸机依赖的婴儿，若不使用全身糖皮质激素就不可能存活者，并应限制在可能最低的剂量和最短的疗程上。

（四）抗感染治疗

由于病程中继发细菌、病毒或真菌感染是诱发病情加重而危及生命的常见原因，因此，NICU应加强消毒隔离制度，避免医源性感染；密切观察有无合并感染，必要时行血、痰培养，机械通气患儿可行支气管肺泡灌洗液培养，以确定病原体，选择有效的抗生素治疗。临床上已有使用阿奇霉素防治早产儿BPD的研究报道，由于各自报道的研究设计不一致，观察指标不同，研究质量高低不等，其研究结论有待进一步评估，目前还缺乏循证医学的证据。

（五）抗氧化应激

氧自由基在BPD发病中起关键作用。而早产儿内源性抗氧化酶系统缺陷，出生后较足月儿更常暴露在多种氧化应激中。因此，临床上已开展试用抗氧化剂预防BPD，如人重组抗氧化酶—超氧化物歧化酶、维生素A、维生素E；自由基清除剂，如N-乙酰半胱氨酸、别嘌呤醇、黄嘌呤氧化酶的抑制剂等。

（六）合理营养和液体摄入

预防关键是在最小的液体容积里浓缩尽量高的热量及蛋白质，以提供足够的营养支持和热量供给。

1.营养支持　提供充足的热卡和蛋白质，以利于增加机体抗感染、氧中毒能力以及维持正常肺组织生长、成熟和修复。总热卡140～160kCal/（kg·d）；进食不足者加用静脉营养。长链多不饱和脂肪酸可减轻肺炎性损伤；谷氨酰胺是肺细胞能量的主要来源，均应补充。BPD患儿常合并贫血，可输血和应用重组人类红细胞生成素，以维持血红蛋白水平正常。

2.限制液体　尽管生后第1周限制液体并未减少BPD发生率，但BPD患儿液体平衡异常，对液体耐受性差，即使摄入正常量的液体也可导致肺间质和肺泡水肿，肺功能恶化，因此，应严格控制液体量和钠摄入。小早产儿常有轻度低钠血症且可耐受，不需处理，当血清钠在125mmol/L时，除限制液体摄入外，可适当补充钠盐。出现下列情况可短期使用利尿剂：

（1）生后1周出现呼吸机依赖、有早期BPD表现。

（2）病程中因输入液量过多致病情突然恶化。

（3）治疗无改善。

（4）需增加热量、加大输液量时。首选呋塞米，可迅速控制肺水肿、改善肺顺应性、减低气道阻力、改善肺功能。

每周用药2～3d，直至能够停氧。用药过程中须注意该药的不良反应，如电解质紊乱、骨质疏松、肾钙化等，不主张长期应用。也可双氢克尿噻和螺内酯联合应用，以减少药物不良反应。极低出生体质量儿限制液体的标准还不清楚。因此，尚没有明确的规定将限制液体作为预防BPD的措施之一。BPD患儿能量需要是健康新生儿的1.25倍，其正常发育依赖充足的热量摄取，蛋白质、脂肪、碳水化合物间比例适宜以及微量金属元素如钙、磷、铁等，以促进组织生长和修复。

（七）治疗进展

1.干细胞治疗　设想可能是用多功能干细胞代替受损伤的细胞，以重新产生肺组织。动物研究已证实。

2.抗氧化剂　补充人重组抗氧化酶可能是预防BPD发生的有前景的治疗方法。在针对早产儿的初步研究中发现，气管内预防性使用单剂量或重复使用重组人CuZn超氧化物歧化酶（rhSOD）有可能减轻炎症变化，以及氧中毒和机械通气诱导的严重肺损伤，且无不良反应。

3.氦氧混合物　研究发现氦氧混合物与氮氧混合物比较，其可以减少早产儿呼吸做功、改善气体交换以及减少长期机械通气患儿对呼吸机辅助通气的依赖，但是可能会导致低氧血症的发生。氦氧混合物是否有利于早产儿撤机和预防 BPD 的发生以及其应用的安全性有待于进一步研究证实。

尽管 BPD 防治已取得较大进展，但上述各种治疗的长期疗效及安全性问题仍需循证医学进一步佐证。预防 BPD 的发生远比治疗更重要，应针对 BPD 发病的每个环节预防肺损伤的发生、发展；进一步加强 BPD 的基础研究以及药物治疗途径的研究，将取得的成果最大可能应用于临床，必将有望进一步改善 BPD 预后。

第四节 新生儿肺出血

1994 年，Pappin 就指出，缺氧是导致新生儿肺出血发生的最直接原因。围产期窒息儿中，有 30%～50% 发生肺出血、窒息，并可引起多脏器损伤。陈自励等报道活产婴 10376 例前瞻性研究发现，有脏器损伤者 156 例，其中 117 例（75.0%）为窒息引起，以肺脏受损最常见，肺出血为常见肺脏损伤之一。

一、病因与发病机制

（一）病因

新生儿肺出血病因包括低体温/寒冷损伤、围产期缺氧（包括窒息）及孕母患妊娠期高血压疾病等。

（二）发病机制

经近十多年的动物实验及临床研究，我们发现肺血管内皮细胞受损，是导致新生儿肺出血的根本原因，其中有肺神经内分泌细胞、多种血管活性肽及氧自由基直接或间接参与了 PVEC 的损害过程。

1.肺神经内分泌细胞

（1）肺神经内分泌细胞的解剖结构：PNECs 主要是由神经内分泌细胞（NEC）及神经上皮小体（NEBs）所构成。NEC 常以单个细胞形式散在分布于大的气管黏膜及大气管连接处，形态多样，主要为圆锥形或纺锤形，细胞从上皮基膜延伸至近气管管腔，或沿基膜在相邻气道上皮间伸展。NEBs 为至少由两个 NEC 成簇聚集而成的卵圆形小体，多位于气流量大的支气管交叉处，并在终末细支气管-肺泡连接部，乃至肺泡壁均可见到。

NEBs 表面大部分覆盖有一层立方形 Clara 细胞，仅有部分朝向气管管腔的尖端裸露，可有立方形微绒毛出现在裸露尖端表面，与气道管腔相连。电镜下 NEBs 表面有多个突起，与肺毛细血管基膜紧密接触。

NEBs 细胞内显著的结构特征为：胞质内有大小不一、形态各异的大量高密度核心小泡（DCV），直径为 70～230mn 不等，内含有具强大肺血管及支气管舒缩反应的单胺及多种肽类分泌颗粒。这些颗粒并不是朝向气管腔分泌，而是朝向基膜下迷走神经感觉传入神经纤维、平滑肌细胞、毛细血管床等结构及邻近的气道上皮分泌。

（2）PNECs 促进肺发育和气道上皮细胞分化：许多研究发现，NEBs 与支气管树的发育存在一定关系：NEC 首先出现于最近端的发育气道中，以后才转变成 NEBs，随着更多远端的气道发育，NEBs 亦以离心的方式生长和发育。NEC 前体细胞在孕 8 周胎儿肺中出现，但数量不多且缺少DCV，孕14周后出现NEBs，孕20周左右NEC数量渐达高峰，而NEBs则于胎龄末期及新生儿期数量才最多，但PNECs总体数量仍然很少，不到全部上皮的1%，新生儿期后逐渐减少，在成人肺中已极少见到。

（3）PNECs受感觉传入神经支配：用免疫组化、迷走神经切断和神经元示踪法均证实，NEBs受源自迷走神经细胞体的感觉传入神经纤维支配，而NEC无神经纤维支配，原因未明。电镜下突触连接特点表明，NEBs为神经感受器复合体中突触的前成分，神经末梢则为突触的后成分。将顺行荧光神经元示踪剂DiI注入小鼠迷走神经结节状神经节后，用共轭显微镜观察，可见气道上皮内迷走传入神经纤维树枝状末端与NEBs相连，进一步证实支配NEBs的神经纤维为感觉性。另外，在鼠气道NEBs及与其相连的感觉传入神经纤维中，降钙素基因相关肽（CGRP）免疫组化染色均阳性，故认为CGRP与感觉传入神经纤维有关。

2.PNECs与肺出血相关的生物学功能

（1）PNECs为对缺氧敏感的气道化学感受器：肺出血的发生与早产及低出生体重有关，出生体重越低，肺出血发生率越高。过去认为，早产/低出生体重儿是肺出血的病因，原因是支气管壁和肺泡壁弹力纤维发育不成熟，肺表面活性物质减少，肺泡容易闭合；肺毛细血管多，血管通透性比成人高3~6倍；肝功不成熟、凝血因子合成不足等，均可导致肺出血发生，但近年来调查资料显示，如无围产期缺氧或感染，单纯早产/低出生体重，并不会导致肺出血，国外大量早产/低出生体重儿亦罕见发生肺出血的报道，提示上述各种内在因素仅是早产/低出生体重儿缺氧性肺出血的易发因素。

近年研究发现，窒息儿中早产/低出生体重儿多发生肺出血的原因，与胎儿晚期及新生儿早期存在特殊的外周化学感受器NEBs有重要关系。

人类呼吸化学感受系统包括中枢及外周化学感受器。中枢化学感受器位于延髓表面腹外侧，紧邻呼吸中枢和第四脑室，直接与脑脊液（CSF）接触，可感知缺氧及脑脊液pH变化。但早产/低出生体重儿的中枢化学感受器发育尚未成熟，仅对CSF中的H^+浓度变化敏感，对低氧无感应，当血中$PaCO_2$升高，CSF中H_2CO_3分解出H^+，可刺激中枢化学感受器并传导至呼吸中枢，产生通气功能。

外周化学感受器有两类：

①颈动脉体（CBs）：位于颈总动脉分叉处外侧血管壁内，为直径2~3mm的扁平特殊小体，电镜下上皮细胞分两型，Ⅰ型细胞（主细胞）聚集成群，胞质内有许多致密核心小泡（DCV），内含具有调节心血管及呼吸功能的神经分泌颗粒，胞膜与交感神经颈前节、舌咽神经和迷走神经相连并受其支配，Ⅰ型细胞是可感知动脉血O_2、CO_2含量及血pH变化的化学感受器，缺氧与pH变化均可通过膜电位改变，将信号通过中枢神经传入呼吸、循环中枢，调节呼吸及心血管系统；Ⅱ型细胞（支持细胞）位于Ⅰ型细胞周围，胞质中颗粒少；早产/低出生体重儿CBs发育亦未成熟。

②NEBs：为胎儿晚期及新生儿早期特有的外周化学感受器，在形态、结构和生理特点上与CBs有许多惊人的相似之处，但仅对缺氧敏感，对CO_2无反应，因直接暴露于吸入空气中，可更快感知吸入空气中氧浓度的快速信号变化。虽受迷走神经感觉传入纤维支配，但主要是

通过胞吐分泌血管活性物质，并经旁分泌途径直接与肺血管平滑肌上相关受体结合而迅速调节肺血流分布，对缺氧机体起保护作用，这对出生时不成熟、气体交换功能相对较差的新生肺来说，尤为重要。

作为外周化学感受器，两者相同之处在于：CBs与NEBs均具有细胞膜—细胞内信号转导功能，能在缺氧时通过细胞膜上NADPH氧化酶—氧敏感K^+通道产生低氧化学信号转导，胞吐神经分泌颗粒，并通过与细胞相连的传入神经，将冲动传至脑干中枢。CBs与NEBs两者不同之处在于：

①感应对象不同：前者对PaO_2、$PaCO_2$及血pH变化均能感知，后者仅对缺氧敏感，对高碳酸无反应。

②分泌物质不同：前者仅分泌神经递质；后者除分泌神经递质外，更以分泌血管活性肽为主。

③传递途径不同：前者通过神经传递途径，将信息传至脑干；后者神经递质既通过神经传递途径，将信息传至脑干及通过脊髓反射弧传至肺血管平滑肌，更将血管活性肽信息通过旁分泌与自分泌途径传至PVEC与肺血管平滑肌。

④作用部位不同：前者主要作用于脑干中枢；后者神经递质既可作用于脑干中枢，亦可作用于脊髓，其血管活性肽更主要作用于PVEC及肺血管平滑肌。

⑤感应速度不同：由于两者分布位置的差异，NEBs位于气道内，直接暴露于吸入空气中，并与肺毛细血管接近，可比CBs更快感知氧浓度的信号变化。NEBs分泌的血管活性肽，可直接与PVEC及肺血管平滑肌上相关受体结合而迅速调节肺血流。

由于NEBs对缺氧反应迅速，其分泌的血管活性肽直接影响其靶细胞PVEC与肺血管平滑肌，这就解释了肺出血多见于缺氧/窒息新生儿尤为早产/低出生体重儿的原因。随着日龄的增长，NEBs数目迅速减少而作用减弱，CBs的发育则会渐趋成熟而作用增强，对PVEC与肺血管平滑肌的直接影响亦日趋消失。

（2）缺氧导致NEBs中的DCV发生胞吐现象：DCV中的成分：NEBs胞质的DCV中，含有多种调节肽，包括5-羟色胺（5-HT）、胃泌素释放肽、降钙素基因相关肽（CGRP）、亮氨酸脑啡肽、降钙素、缩胆囊素、内皮素-1（ET-1）、Y肽、P物质等，它们具有血管和支气管舒缩调节及其他功能。在缺氧情况下，上述2或3种物质常共存于同一DCV中并同时被分泌（胞吐现象），这在正常肺组织中很少见，提示缺氧时NEBs的调节肽间确有协同作用。在新生儿弥散性肺出血病理检查中，我们亦证实NEBs中ET-1和CGRP的共存现象。近年来，一系列对NEBs膜受体蛋白的研究证实，NEBs膜上存在有NADPH氧化酶及对过氧化物敏感的电压门控K^+通道。Cutz根据多项实验结果，提出了NEBs膜上NADPH氧化酶-氧敏感K^+通道模型：缺氧时，NEBs膜上NADPH氧化酶活性下降→该酶产生的超氧阴离子（O_2^-）减少→经Fenton反应，生成OH等ROS→诱使氧敏感K^+通道蛋白变构与通道关闭→外向K^+流减少→膜去极化→电压依赖性Ca^{2+}通道开放→细胞外Ca^{2+}内流增加→DCV胞吐增多→DCV中调节肽被分泌→分泌物对靶细胞发挥作用。生理状态或轻度短时缺氧，均可使NBEs同时或不同时分泌下面三种属生理性、调节性的血管活性肽。

①5-HT：5-HT既是一种神经递质，也是一种活性肽，仅储存于NEBs的DCV中，是结合型的、无生物活性的5-HT。DCV吐胞后，被分泌的5-HT转具活性。5-HT以神经分泌方式（经组织液传导，作用于邻近传入神经纤维），刺激与NEBs相连的感觉传入神经，一方面将冲动传至脑干呼吸中枢，起调节呼吸运动的作用，另一方面通过脊髓反射弧，将冲动直接作用于传出神经（轴突反射），并释放血管活性肽以作用于其邻近的气管及血管平滑肌，导致气管及肺血管痉挛收缩。我们用外源性5-HT于新生鼠气管内滴入不久，即有急性缺氧表现并伴轻度肺出血，但不同浓度的5-HT，其致肺出血的程度并无差异，提示5-HT并非呈病理性、持续性分泌，推测其主要是通过脊髓反射弧而对肺出血起间接作用。

②CGRP：CGRP是1983年Rosenfeld等应用基因重组技术发现的感觉神经肽，也是迄今为止体内最强的扩血管活性肽，主要存在于NEBs的DCV及围绕上皮细胞、血管、支气管平滑肌的神经网络中。CGRP可与ET-1共存于同一个或不同的DCV中，在生理情况下或轻度缺氧时，DCV中胞吐5-HT与ET-1可致肺血管痉挛，为维持肺血管张力新的动态平衡，CGRP可通过旁分泌途径（经组织液传导，作用于邻近靶细胞），一方面与血管平滑肌上CGRP受体结合，激活腺苷酸环化酶，最终身成环腺苷酸（cAMP）；另一方面亦可与PVEC上CGRP受体结合，激活一氧化氮合成酶（NOS），最终身成环鸟苷酸（cGMP），cAMP与cGMP增加，使血管平滑肌细胞膜超极化，最终导致肺血管平滑肌松弛，以拮抗5-HT与ET-1的缩血管作用，共同维持肺血管张力动态平衡。

③ET-1：被DCV分泌的ET-1，一方面以旁分泌方式使缺氧局部肺血管收缩，血流从通气差的区域流向通气良好的区域，并通过与CGRP拮抗，以维持V/Q在正常范围；另一方面以自分泌方式（经组织液扩散后又返回作用于自身细胞）作用于NEBs自身，以调节DCV中血管活性肽的产生与释放。

3.缺氧与缺氧诱导因子　缺氧抑制PVEC膜上的NADPH氧化酶，活性氧生成减少，促进缺氧诱导因子（HIF-1）的形成与激活。

（1）HIF-1基本特征：自1992年Semenza首次报道HIF-1以来，人们逐渐认识到HIF-1不仅参与了机体氧稳定的调节，还是在缺氧条件下调节其下游基因表达的最重要的关键性转录因子。

HIF-1是PVEC在缺氧诱导下产生的一种异源二聚体结构的核转录因子，由HIF-la和HIF-1β两个亚基组成。H1F-lα亚基是HIF-1的主要活性亚基，其N端含氧依赖性降解区（ODD区），是两个亚基二聚化和与下游基因DNA结合的活性区，氧对HIF-1活性调控主要通过该亚基进行；C端含反式激活结构域区（TAD区），主要参与缺氧诱导的蛋白稳定、转录激活及介导HIF-lα在缺氧状态下的核聚集。HIF-1β亚基在细胞内属构建性稳定表达，不受环境氧浓度影响，但在HIF-1中也必不可少，因只有在两个亚基二聚化并发生适形性变化后，HIF-1才能与其下游基因结合并发挥调控作用。

（2）HIF-1的形成与激活：缺氧可导致NEBs与PVEC膜上的NADPH氧化酶活性下调，导致ROS生成减少，促使NEBs一方面胞吐分泌5-HT、CGRP、ET-1等血管活性物质，另一方面促进PVEC中HIF-1的形成与激活。

①氧化应激参与了HIF-1的形成：HIF-1存在于各肺细胞中，但常氧条件下，HIF-1α结构中的ODD区，可通过激活泛素蛋白-蛋白酶体途径，使HIF-1α迅速降解（半减期 < 1min）而无法检测到，仅可检测到HIF-1β，如果截去ODD区，可使HIF-1α在有氧条件下保持稳定及完整的转录活性。Chandel等发现，缺氧30min，肺细胞的HIF-1αmRNA水平开始升高，60min达最高值，以后维持于高峰水平，当给予高浓度氧后，肺内HIF-1α水平迅速下降，4h后回复至基线水平，但对HIF-1βmRNA无明显影响，提示HIF-1α的形成与低氧程度及持续时间有高依赖性。

②激活HIF-1的途径与机制：活性氧（ROS）在激活、调控HIF-1α的过程中起重要作用，但对HIF-1β表达无影响，ROS可减少HIF-1α的积累，下调HIF-1α的水平。而活化的NADPH氧化酶是减少ROS的重要来源，其信息传递通路为：常氧下，PVEC膜上的NADPH氧化酶前半段，依据前述Cutz提出的NADPH氧化酶-氧敏感K^+通道模型，产生形成ROS，后半段ROS激活脯氨酸羟化酶，使HIF-1α的-SH基氧化成为-SS基，羟基化的HIF-1α和VLH抑癌基因产物（pVHL）结合后，激活细胞内泛素-蛋白体酶活性，后者促使HIF-1α的降解。缺氧时NADPH氧化酶活性下降，由其诱生的ROS信使分子减少，导致HIF-1α活性增强。

③HIF-1的表达与对下游目标基因的转录激活：低温缺氧可诱导HIF-1α在新生鼠出血肺组织的PVEC、平滑肌细胞及肺上皮细胞等部位表达，其表达随低温缺氧时间的延长而增强，但进入复温供高氧后，上述组织中HIF-1α表达则显著下降。经3代培养的HUVEC在低温缺氧期，HIF-1α表达已明显增加，但该细胞并无明显形态学改变；而在复温供高氧阶段，尽管HIF-1α蛋白表达已明显下降，但细胞膨胀呈球状，胞质淡染，边界不清，间隙增宽，细胞存活率显著下降；而应用RNA干扰方法研究HIF-1α对HUVECs凋亡情况的影响，则进一步发现，缺氧明显上调HIF-1α的mRNA和蛋白水平，但未见明显的细胞凋亡；而经复氧处理后，虽60%的HIF-1αmRNA和蛋白表达受抑制，但细胞凋亡明显增加，提示HUVEC受损与HIF-1α的表达并无直接相关。

HIF-1能在转录水平调控其100多种下游缺氧反应基因（HRG）的转录，HRG表达调控区都存在缺氧反应元件（HRE），即HIF-1的结合位点。与新生儿肺出血相关的靶基因主要有VEGF、ET-1、NOS等。

4.HIF-1与血管内皮生长因子 血管内皮生长因子（VEGF）最早由Ferrar于1989年从牛垂体滤泡星状细胞的培养基中提纯出来，VEGF可在支气管上皮细胞、TⅠ、TⅡ、PVEC、气道和血管平滑肌细胞中表达，但主要在PVEC中表达，是特异作用于PVEC的生长因子，其生物学效应由VEGFR-1与VEGFR-2两种膜受体介导。

（1）HIF-1对VEGF的调控：HIF-1对其下游基因VEGF的表达调控有缺氧和非缺氧诱导机制，其中缺氧是VEGF表达的最强诱导因素。HIF对VEGF的缺氧诱导调控表现在：缺氧状态下，HIF-1与VEGF的DNA结合，进而激活HIF-1α转录活性区，被激活的HIF-1α通过磷酸蛋白将转录信号传给VEGF，启动并增强KECF基因的转录，从而上调VEGF的表达。KECF属快反应表达基因，成年小鼠6%氧6h即见肺组织VEGF mRNA显著增加。HIF-1诱导VEGF转录后，缺氧尚能产生一种缺氧诱导蛋白，以稳定VEGF mRNA的结构，使VEGF mRNA的半减期延长，并能通过增强VEGF受体表达，以而增强VEGF的生物学功能。

（2）与PVEC相关的VEGF生物学功能：

①增加肺血管通透性、促进肺水肿：早在1973年，Cole通过收集发生肺出血的新生儿的肺内液进行分析发现，肺内血性液体成分与全血并不一致，血液只占其中一部分，而其他成分如电解质、尿素、磷酸酶与血浆相比无明显差别，由此提出了出血性肺水肿的观点，认为新生儿肺出血是由于血管通透性增加所致。VEGF是目前发现的最强的血管通透因子，其增加血管通透能力是组织胺的2万倍，Valerie将VEGF作用于PVEC，发现lng/ml水平的VEGF在15min，即可使PVEC通透性增加。Carpenter在缺氧诱导幼鼠肺水肿的研究中证实，缺氧性肺水肿的形成是由于肺组织中VEGF mRNA表达增强及VEGF蛋白增多所致，应用VEGF阻滞剂后，肺水肿得以显著减轻。

VEGF致肺血管通透性增加的机制为：VEGF与受体VEGFR-1结合后，通过活化磷脂酶C、促进甘油二酯生成及钙离子内流，从而导致细胞器空泡化、细胞间隙（JG）增宽、大分子物质可从中通过并进入JG。而JG增宽的原因是由于肌球蛋白磷酸化和肌动蛋白张力丝形成，导致肌动蛋白排列发生改变，使JG扩大及导致细胞内囊泡滤器之间窗口开启。病理电镜检查亦证实，在低温缺氧下，PVEC间连接蛋白收缩，JG增宽，毛细血管连接中断，架构蛋白构形改变，最终致肺血管通透性增加。

②抗凋亡作用：VEGF通过受体VEGFR-2介导，激活磷脂酰肌醇激酶信号转导途径和上调抗凋亡蛋白Bcl-2及A1，对PVEC起保护和抗凋亡作用。

③在出血肺组织中的作用：低温缺氧后复温供高氧所致肺出血的新生鼠肺中发现，肺水肿先于肺出血发生，而血管通透性增加和肺水肿又是肺出血发生的前提。通过观察肺组织中VEGF mRNA的表达，并测定VEGF蛋白含量及作凝胶电泳检测等方法，证实在低温缺氧期，VEGF的表达调控受缺氧诱导机制调控，在病理肺组织中有较广泛表达，导致肺血管通透性的增加和肺水肿；复温供高氧期，VEGF的表达调控则受非缺氧诱导机制（如ET-1）所诱导，VEGF在发生水肿的肺泡间隔中表达尤为明显，肺血管通透性和肺水肿继续加重，并导致肺出血。LeCras亦提及，肺内过度表达VEGF，可引发严重的肺血管渗漏，肺泡内蛋白增多，并可导致肺出血，因而VEGF高表达所致血管高通透性可能与肺出血的发病机制有关。

5.HIF-1与内皮素-1（ET-1）　内皮素（ET）家族包括ET-1、ET-2、ET-3和血管活性肠肽（VIC）。ET-1是1988年由日本学者Yanagisawa从猪主动脉内皮细胞培养液中首先发现并分离出来，为内皮素家族中最重要的成员。肺是ET-1含量最丰富的器官，也是ET-1最重要的合成、代谢和靶器官，ET-1在NEBs及在肺组织中的PVEC、呼吸道上皮细胞及肺泡内的吞噬细胞中均能合成，但主要来源于PVEC。PVEC对ET-1合成与释放的正常量较其他组织高5~10倍。ETA介导血管收缩和细胞增生，主要分布在肺血管和支气管平滑肌中；ETB受体又可分为ETB-1和ETB-2两亚型，ETB-1主要分布于PVEC细胞膜上，介导ET-1合成、分泌、调节及介导ET-1在肺内过度分泌时的清除，并通过刺激PVEC生成NO和前列环素以舒张血管。ETB-2主要表达在血管平滑肌细胞，与血管收缩机制相耦联。新生儿肺组织中ETA受体密度明显高于ETB，且对ET-1有高度亲和性。

（1）HIF-1对ET-1的调控：HIF-1能以快速调节的方式诱导ET-1的表达及增强其基因转录：缺氧状态下，HIF-1在核内转录生成ET-1mRNA的前体，经剪切后成为前内皮素原mRNA（ppET-1mRNA），翻译生成前内皮素原（ppET-1），再生成无生物活性的ET前体大分子ET-1（BigET-1），最后经关键酶、ET转换酶（ECE）水解，生成具有生物活性的成熟ET-1。抑制H1F-1与ET-1的HRE结合，则可下调ET-1的表达。

为证实ET-1持续分泌确是受细胞内HIF-1α表达增强所调控，我们采用以下方法：

①用免疫组化方法，证实低温缺氧可诱导鼠肺组织HIF-1α水平升高，并促进PVEC中靶基因ET-1mRNA转录和翻译，使ET-1水平显著升高且导致肺出血，提示在缺氧状态下HIF-1可通过调节ET-1的表达，在肺出血的发生及发展过程中起重要作用。

②由于RAN干扰（iRNA）技术能高效、特异地使相应基因失活，是目前最有效的基因抑制技术，已作为一种简单有效的替代基因敲除的有力工具，采用iRNA技术，通过成功构建使基因表达受明显干扰的重组质粒特异性小干扰RNA（HIF-1αsiRNA）真核表达载体，并将其转染至经3代培养的HUVECs中，发现该载体即使在缺氧状态下，对细胞HIF-1αmRNA及HIF-1α蛋白表达仍均有抑制作用，细胞ET-1含量亦有所降低，从而提示通过抑制HIF-1α基因表达，其下游靶基因HIF-1α的表达同样可受到抑制。

（2）影响ET-1表达的因素：

①缺氧对ET-1表达的影响：缺氧是ET-1表达的强大诱导剂。成年大鼠吸入10%氧6小时、幼鼠吸入10%氧24小时，均可检测到肺组织中ppET-1mRNA增加。新生鼠吸入5%~6%氧6小时后，单纯缺氧和低温缺氧两组ppET-1mRNA表达均显著增强，且两组间不存在差异，证实导致ppET-1mRNA表达增强的原因主要是缺氧而非低温。

②高氧对ET-1表达的影响：ET-1含量增高也与高氧有关。

Higgins等发现，高氧下细胞培养液中的ET-1水平较常氧下高；高氧肺损伤的小鼠血浆中ET-1含量异常增高，而用ET-1受体阻断剂后，可减轻肺损伤程度。

动物实验进一步表明，尽管低温缺氧4小时，肺组织ET-1仅轻度升高，肺出血发生率亦仅为30%（点状、局灶及弥散性肺出血各10%），但经复温供高氧后，出血肺组织中ppET-1mRNA与ET-1含量持续异常升高，且肺出血越重，它们的含量越高，肺出血发生率可达80%（局灶性30%，弥散性50%）。由此推测，高氧复温后ppET-1mRNA与ET-1持续的高表达，可使肺血管张力显著增高，导致血液从高压的肺血管流向低压的肺泡而发生肺出血。

高氧吸入可导致肺组织释放核转录因子NF-κB、肿瘤坏死因子-a（TNF-α）、白细胞介素-1β（IL-1β）及ROS等炎症递质，这些递质损伤PVEC，导致PPET-1mRNA持续高表达。

（3）与PVEC相关的ET-1生物学功能：

①导致肺血管痉挛和缺氧性肺动脉高压：生理情况下，由NEBs分泌的CGRP与ET-1、由PVEC分泌的NO与ET-1，均起生理性、调节性互相拮抗作用，共同参与肺血管张力平衡的调节。但在急性缺氧下，PVEC持续释放ET-1，起代偿作用的CGRP与NO处于失衡状态，在新生鼠肺出血的研究中亦发现，在缺氧状态下，肺组织中ET-1和CGRP、NO均增高，但CGRP、NO的增高程度远不如ET-1显著，甚至在肺出血死亡的新生儿肺组织中，亦未能发

现CGRP的代偿增加。

ET-1是急性缺氧形成缺氧性肺动脉高压最重要的原因。缺氧状态下，PVEC持续大量分泌ET-1，ET-1通过可经组织液扩散的旁分泌途径，作用于邻近血管平滑肌细胞膜上ETA受体，通过复杂的跨膜信息转导，引起环腺苷酸（cAMP）增加，最终导致血管平滑肌收缩，肺血管痉挛，产生缺氧性肺动脉高压，并导致肺血管跨壁压升高。动物供10%氧5min即可检测到肺动脉压升高，应用ETA受体阻断剂后，在血氧分压改善的同时，平均肺动脉压显著下降。

缺氧除促进ET-1表达外，还可能从以下方面加强ET-1的作用：缺氧下ETA受体表达增强，由于ETA受体激活主要介导持续性肺血管收缩，其表达增强后将导致ET-1缩血管效应的放大。缺氧下ETB受体被抑制，NO生成途径受损，亦是ET-1导致缺氧性肺高压形成的原因之一。

②增加肺血管通透性、促进肺水肿：EI-1与VEGF相互促进是肺水肿形成的重要原因之一。作为调节血管功能的重要因子，VEGF与ET-1同为HIF-1的下游基因，缺氧可通过HIF-1诱导EI-1与VEGF同时出现高表达，此时：

可通过ETA受体介导，促进KECF表达：将与大鼠血管平滑肌细胞共同培养，发现VEGF mRNA的表达显著增高，当阻断ET-1后，VEGF mRNA与ET-1含量迅速下降。

KECF亦可通过ECE的介导，促进ET-1表达：将VEGF与牛主动脉细胞共同培养，3h后ppET-1mRNA表达显著增强并达到高峰，同时可检测到ECE mRNA及ECE蛋白表达亦明显增高。

早有报道用含ET-1的缓冲液灌流大鼠离体肺，可引发肺水肿；给新生鼠气管内滴入ET-1，在诱发肺出血的同时，亦伴有明显肺水肿应用ET-1受体阻断剂，能成功阻断幼鼠缺氧后肺水肿的形成。以上均表明，EI-1与VEGF可共同导致肺血管通透性增加，促进肺水肿。

③ET-1致肺血管通透性增加机制：

A.压力性通透性增高：肺水肿是由于ET-1导致肺血管压力增高而引发的压力性渗漏。

B.高渗透性通透性增高：缺氧幼鼠肺组织中ET-1和VEGF均表达增强，分别用ET-1受体阻断剂或VEGF受体阻断剂后，VEGF与ET-1表达均同时下降，同时也阻断了肺水肿的形成，减少了肺泡内蛋白渗漏。有学者认为ET-1导致肺水肿，是因ET-1促进了VEGF的表达，后者导致大孔性渗漏所造成。

C.肺毛细血管应激衰竭：1993年，West提出了"肺毛细血管应激衰竭"学说，认为肺毛细血管应激衰竭实际上是一个渐进发展的过程，当肺毛细血管跨壁压稍增高时，流体静压即可升高，导致低蛋白性水肿，此时气血屏障（BGB）形态无明显改变，当跨壁压逐渐增大后，血管内皮细胞被拉伸，细胞间隙增大，导致高渗透性通透性增高，再进一步发展，即成毛细血管应激衰竭。BGB是非常薄的结构，只有$0.2 \sim 0.3 \mu m$，稍被拉伸即可破裂，这也可能是临床上肺出血易发生于新生儿的重要原因之一。新生兔肺毛细血管跨壁压至$15cmH_2O$时肺血管内皮和肺泡上皮即开始断裂，出现大量富含蛋白物质的渗漏，同时红细胞从血管移向肺泡，发生明显的肺出血。

④导致PVEC损伤、引起肺出血：缺氧状态下，ET-1可通过自分泌途径，诱导内源性ROS生成，而供高氧后，外来高氧更可通过吸入产生大量外源性ROS，在内、外源性ROS的共同作用下，造成对PVEC的严重脂质过氧化损害，且缺氧又可使基质金属蛋白酶（MMP）及MMP抑制物表达失衡，导致PVEC细胞外基质的胶原蛋白、弹力蛋白等降解异常，弹力纤维网断裂，基膜分解，最后毛细血管破裂而发生肺出血。

（4）进一步明确ET-1与肺出血间的因果关系：

①前内皮素原mRNA（ppET-1mRNA）在新生鼠肺出血发生过程中肺组织中表达增强：采用反转录-聚合酶链反应（RT-PCR）检测新生鼠出血肺组织中ppET-1mRNA表达，证实：

A.低温缺氧期，肺组织ppET-1mRNA表达已明显增强；复温供高氧期，ppET-1mRNA仍持续高表达，提示肺组织中ET-1含量增加是由于基因转录增强所致，并且转录增强在肺出血发生早期即已开始。

B.ppET-lmRNA持续的转录增强，导致ET-1含量增多，尤其在高氧复温阶段，此期间肺出血亦最严重。

②内皮素致肺出血及降钙素基因相关肽对内皮素的拮抗作用：

A.对新生鼠采用外源性ET-1气管内滴入，结果显示：仅气管内滴入ET-1，即可建立肺出血模型，并在一定浓度范围内，随ET-1浓度的增加，肺出血加重，但无一例发生心、脑、肝、肾及消化道出血。存活大鼠滴入ET-1后30min最严重，提示肺出血确为肺组织中ET-1水平异常升高所导致。

B.对新生鼠采用气管内先滴入ET-1，后滴入不同浓度的ET-1拮抗剂、外源性降钙素基因相关肽（CGRP），结果显示：随滴入CGRP浓度的不断增加，ET-1所致的肺出血逐渐减少，且实验过程中无一例大鼠死亡。表明CGRP确实有拮抗ET-1的致肺出血作用。

③证实ET-1的增加是导致肺出血的重要原因而不是肺出血的结果：将气管导管插入新生鼠右侧支气管后滴入ET-1，仅见右肺组织发生肺出血，而左肺却无肺出血发生，证实肺组织中ET-1的增多是肺出血的重要原因，而不是肺出血的结果。且由于左肺及其他脏器均无出血，说明肺组织ET-1是通过旁分泌及自分泌途径而非远距分泌途径（通过血液运输，作用于远距离靶细胞），对PVEC起原发性肺损伤作用。

6.内皮素与一氧化氮 急性缺氧早期，一氧化氮（NO）可保护PVEC免受ET-1损害，持续缺氧期NO耗尽，保护功能丧失。

NO于1980年被Furchaout在一项研究中发现，是细胞间通信的一种气体小分子物质，结构简单，广泛分布于生物体内各组织中，半减期极短，只有3~5s，由PVEC中NO的限速酶即内皮型一氧化氮合成酶（eNOS）生成和分泌，具有强烈的肺血管扩张作用，可与ET-1的缩血管作用相拮抗。

（1）ET-1对NO的调控：ET-1通过激活蛋白激酶C（PLC）通道系统的转导途径，对NO起调控作用：生理状况下，由PVEC分泌的ET-1，与PVEC膜上ETB受体结合，经与G蛋白藕联，激活PLC，引起Ca^{2+}外流，胞内Ca^{2+}水平降低，从而避免肺血管痉挛；同时活化磷酸激酶C（PKC），通过钙调蛋白激活eNOS，再通过L-精氨酸-瓜氨酸途径，生成NO。NO从

PVEC分泌后，通过旁分泌途径，激活肺血管平滑肌细胞中鸟苷酸环化酶（GC-S）受体介导的信号转导，导致细胞内cGMP急剧增加，最终导致肺血管平滑肌松弛，肺血管扩张，从而拮抗ET-1的缩血管作用，同时，NO对ET-1释放亦有明显的反向抑制作用。故此ET-1与NO的适量分泌，两者存在一定程度的相互制约，对维持肺血管正常的结构和功能具有重要意义。

（2）与PVEC相关的NO生物学功能：

①急性缺氧早期：随着ET-1分泌增加，eNOS活性增强，约30min内NO代偿性增加，以与ET-1的缩血管作用拮抗。此时，NO除具有血管扩张作用外，尚对PVEC起以下保护作用：

A.抑制血小板聚集与黏附。

B.使PVEC免受毒性损害。

C.抗感染作用。

D.抑制细胞凋亡作用。

②持续缺氧期：急性缺氧持续1小时，PVEC中ET-1即于短时间内转录加快，ET-1呈持续性分泌，但持续缺氧可导致eNOS活性表达受抑制，NO生成减少并最终耗竭，NO已失去对PVEC的保护作用，持续分泌的ET-1可通过ROS导致PVEC损伤。

动物实验亦表明，急性缺氧早期的肺组织中，ET-1和eNOS在支气管及肺泡上皮细胞、肺血管平滑肌细胞、尤为PVEC中均有阳性表达。但持续缺氧3小时后，随着ET-1阳性强度不断增加，肺出血程度加重，eNOS阳性强度反而不断减低，与ET-1阳性表达呈负相关。提示急性缺氧早期，呈生理性、调节性分泌的NO，在进入缺氧持续状态后，已不能制约ET-1的缩血管作用及对PVEC的损害作用，以致发生肺出血。

7.内皮素与活性氧 活性氧（ROS）是指在生物体内与氧代谢有关的含氧自由基（OFR）和易形成自由基的过氧化物（H_2O_2）的总称，是细胞内有氧代谢过程中产生的具有很高生物活性的含氧化合物。

（1）ET-1对ROS的调控：生理情况下，细胞内线粒体不断通过酶与非酶反应，产生ROS，但在抗氧化酶及内、外源性抗氧化剂的协同作用下，又不断地被清除，因而ROS维持在一个非常低且稳定的水平。缺氧期间，ET-1通过自分泌途径，与PVEC自身表面受体ETB-1结合，生成较多的降解产物次黄嘌呤（HX），并在黄嘌呤氧化酶（XO）作用下，在生成尿酸的同时最终身成O_2^-。通过NADPH氧化酶生成ROS，PVEC膜上的NAD-PH氧化酶是肺缺血再灌注时产生ROS的主要来源。

（2）与PVEC相关的ROS生物学功能：导致PVEC损伤：ROS对PVEC的损害取决于肺组织内的ROS种类和活性，PVEC既是缺血再灌注损伤的靶器官，又是OFR产生的主要部位。PVEC最易受到氧化损伤的原因，与内皮细胞相对缺少SOD和CAT等抗氧化酶及该细胞膜上存在阴离子通道有关。ROS可通过下列途径对PVEC加以损伤：

①脂质过氧化作用：ROS攻击PVEC生物膜中的不饱和脂肪酸，引发脂质过氧化，导致膜结构与功能破坏，膜酶损伤，最终导致PVEC不同程度损害，甚或凋亡或死亡。

②蛋白质过氧化作用：引起蛋白质交联、蛋白质水解及蛋白质功能丧失。

③DNA的氧化损伤：PVEC内线粒体DNA（mtDNA）缺乏相关DNA修复酶，是最先受大量OFR攻击及最先启动细胞凋亡的细胞成分。

④细胞因子表达增强：激活核转录因子NF-κB，诱导TNF、IL-1、IL-6、IL-8、ICAM，ELAM-1等细胞因子的基因表达，加剧炎症反应。

（3）与新生儿肺出血关系：

①缺氧期：实验表明，从点状肺出血开始，肺组织ROS即已增加，此时可见程度不等的PVEC、GJ及TⅡ损害，BM菲薄或断裂，说明肺出血时ROS主要损害部位为肺毛细血管。此期间由ET-1通过自分泌途径诱导产生的NO及感觉神经肽（如P物质）等，均可协同导致GJ损害，细胞间连接蛋白收缩，架构蛋白构形改变，细胞间隙变形、增宽，从而导致肺毛细血管通透性增加，毛细血管中富含蛋白质的液体及红细胞，通过受损的GJ进入肺间质和肺泡而致肺水肿、肺出血。但OFR生成为需氧过程，缺氧期间OFR生成较少，对PVEC的脂质过氧化损害较少。

②高氧期：低温缺氧后复温供高氧的过程，实际是缺氧缺血及其后的再灌注过程，肺出血主要发生于供高氧阶段，在供高氧后的最初几分钟内，高浓度氧以XO作为电子受体，通过XO途径，最终大量生成ROS，导致以超氧化物歧化酶（SOD）为主的抗氧化酶减少及灭活。尽管OFR亦可损害TⅡ并致肺表面活性物质减少，但更主要的是通过上述损伤途径，导致PVEC严重受损。

二、病理

新生儿肺出血有三种病理类型，其病理损害部位主要为肺血管内皮细胞。

（一）病理解剖类型

广州市儿童医院新生儿肺出血788例死亡病理检查显示，肺出血可有三种病理类型，其中点状肺出血（整个肺可见针尖或绿豆大小的出血）28例，局灶性肺出血（肺表面有总面积小于两叶的小灶或小片状出血）498例，弥散性肺出血（肺表面可见总面积达两叶以上甚或全肺的斑块状或大片状暗红色出血）262例。1995年以前，临床最常见的现象是在接收出生1周内缺氧伴硬肿症或严重低体温患儿时，仅少数发生肺出血，一旦给予快速复温并吸高浓度氧后，大多迅速出现严重肺出血。在窒息抢救中及抢救后常供高氧，肺脏可呈现缺氧缺血再灌注改变，此窒息及其抢救过程，与上述寒冷损伤儿的低温缺氧后复温供高浓度氧的抢救过程基本一致。为模拟上述寒冷损伤导致新生儿肺出血的临床过程，进一步证实包括窒息在内的各种缺氧原因确可导致肺出血，我们选择出生3~5d、体重6~8g的Wistar新生大鼠，采用低温（30℃）缺氧（5%）1~4h后复温（37℃）供高氧（100%）1~2h的方法，成功制作出与临床病因相符的、理想的肺出血动物模型，随低温缺氧后复温供高氧时间的延长，肺出血程度由轻至重亦可表现为点状肺出血、局灶性肺出血及弥散性肺出血三种病理类型，并发现与单纯低温比较，单纯缺氧发生肺出血的例数更多。

（二）病理损害部位

肺出血主要病理损害部位为肺血管内皮细胞（PVEC），亦可涉及毛细血管基膜（BM）。

1.与肺出血相关的PVEC生物学功能　PVEC为衬附在肺血管腔内表面的连续单层细胞

群，细胞间有紧密连接结构，并形成密集的肺毛细血管网。PVEC除作为血液和组织间物质转运的屏障，并使循环血液保持流动状态外，更具有高度复杂的代谢和内分泌功能，其中与肺出血相关的主要生物学功能有：

（1）选择通透性：PVEC具有独特的结构和代谢特性，其腔面有一层称为糖萼的细胞衣，对于血浆大分子物质有屏障作用，又能选择性调节小分子至超大分子物质通过血管壁。转运方式有：

①通过扩散作用，使气体和某些脂溶性物质通过胞膜脂质层。

②利用质膜小泡运转大分子物质。

③由质膜小泡互相通连而形成的穿内皮细胞通道，亦便于物质运输。

④某些血管活性物质可导致PVEC细胞间隙扩大，血浆中大分子物质可透过内皮裂隙，堆积在内皮下层。

（2）分泌血管活性物质：PVEC能合成与分泌缺氧诱导因子、NO、内皮素-1等多种血管活性物质，参与血管舒缩运动的调节。

（3）其他作用：此外尚能分泌相应物质，起抗凝与促凝、溶解纤维蛋白及抗血小板黏附和聚集作用。尚可合成和分泌多种结缔组织成分如蛋白聚糖、弹力蛋白及纤维结合蛋白等粘连蛋白。

2.与肺出血相关的BM的生物学功能 细胞外基质（ECM）是存在于细胞间结构和功能高度复杂的生命大分子，主要由各型纤维状结构的胶原蛋白、弹力蛋白及充填于纤维和细胞间的无定型物质、蛋白聚糖（如透明质酸）及糖蛋白（如纤维连接蛋白）等组成。ECM的结构包括BM和细胞间质，BM中的弹力纤维由弹力蛋白及纤维结合蛋白构成，弹力蛋白分子以共价键广泛交联成可任意卷曲而富于弹性的弹力纤维网，以保持毛细血管的形态学位置。生理情况下，ECM受基质金属蛋白酶（MMP）及MMP抑制物所调控而处于激活与抑制的动态平衡，对维持血管的完整性及稳定性起十分重要的作用。

3.肺出血时PVEC与BM的病理改变 检查肺出血新生儿及新生鼠的出血肺组织：

（1）肉眼检查发现，随肺出血程度的加重，肺组织从正常肺→肺水肿→点状肺出血→局灶性肺出血→弥散性肺出血方向发展。

（2）光镜下均出现肺间质水肿，肺毛细血管充血及肺泡腔内红细胞浸润等现象，亦随肺出血的加重而加剧。

（3）透射电镜下，见PVEC、BM及肺Ⅱ型上皮细胞（TⅡ）有不同程度损害，表现为TⅡ板层小体排空；线粒体肿胀及微绒毛减少；PVEC间隙连接（GJ）增宽至断裂、PVEC肿胀、坏死，BM变薄甚或弹力纤维网断裂。

离体脐血管内皮细胞经低温缺氧后复温供高氧的实验证实，低温缺氧期，细胞存活率轻度下降，复温供高氧期，细胞肿胀明显，存活率显著下降，说明血管内皮细胞确可受缺氧损害，且损害主要发生于其后的复温供高氧阶段。

缺氧后供高氧的动物肺细胞凋亡原位检测及肺细胞凋亡相关基因FasmRNA、FasLmRNA原位杂交检测后，经普通电镜及萤光电镜发现，随着缺氧及缺氧后供高氧时间的延长，肺上皮细胞与 PVEC 的凋亡指数及肺细胞凋亡相关基因水平均不断增高，说明肺组织缺氧缺血再灌注，可导致肺细胞及 PVEC 受损

通过病理改变证实：低温缺氧后复温供高氧可导致：

（1）受损，细胞间隙增宽，引起血管通透性增加，肺组织水肿。肺水肿及肺出血虽为不可分割的组织连续过程，但肺水肿先于肺出血发生。

（2）TⅡ受损，板层小体排空，致其所含的肺表面活性物质（PS）消耗，肺泡萎陷加重缺氧，亦加重肺出血的发生。

（3）PVEC 受损、凋亡或坏死，又可致血管通透性进一步增加，PVEC 损伤后不易修复，故最终导致肺泡壁结构破坏而致肺出血。

（4）ECM 在缺氧性肺动脉高压时，基质金属蛋白酶激活，胶原蛋白、弹力蛋白等降解，导致 BM 弹力纤维网断裂，亦有助于肺出血的发生。

三、诊断

新生儿肺出血，一向以病理诊断为标准，仅指弥散性肺出血一种，但实际上肺出血病理由轻至重包括有点状肺出血、灶性肺出血及弥散性肺出血三种类型。随着新生儿肺出血抢救成功率的提高，只要胃管内无血性液，气道内血性液又非人为损伤性（如插管、吸引），结合其他症状，临床即可诊断为肺出血，但临床无法确知是哪一类型的肺出血，因而过去以病理诊断代替临床诊断的方法，已不适用于临床，尤其对于肺出血的存活病例。

1.临床表现　在能明确肺出血诊断前，或可询及或发现有围产期窒息缺氧史，临床表现无特异性，一般有全身症状：低体温、皮肤苍白、发绀、反应差表现；常伴有呼吸障碍：呼吸增快、呼吸暂停、呼吸困难、吸气性凹陷或呻吟。当发现口、鼻腔或气道有血性液，已可确诊。若肺出血量多，此时临床表现可突然加重，出现休克、肺部听诊呼吸音减低或有粗大湿啰音。

2.辅助检查

（1）X 线检查：弥散性肺出血者胸部 X 线表现为：

①广泛分布的斑片状影，大小不一，密度均匀，有时可有支气管充气征。

②可见肺血管瘀血影：两肺门血管影增多，两肺或呈较粗网状影或伴斑片影。

③大量出血时或呈"白肺"征。

④心影增大、肋间隙增宽。

⑤或可见到原发性肺部病变。

（2）实验室检查：

①血气分析可见 PaO_2 下降，$PaCO_2$ 升高；酸中毒多为代谢性。

②外周血红细胞及血红蛋白减少。

3.关于早期诊断　我们在探索中发现，低体重、低体温、酸中毒、机械通气开始时间及呼吸衰竭类型等五项，均可影响肺出血抢救成功率，并据此制订了一个评分标准：分值<3分者可观察；发现评分 4～6 分者，当时尚无气道出血，但使用机械通气后不久，均发现气道内有血性液，相信这些病例均为相对较早期的肺出血，且经机械通气后存活率可达 81.25%；多

7分者，常有鼻、口腔或气管内大量出血，多为晚期出血，此时尽管使用CMV，效果也不理想。故评分4～6分或可作为肺出血相对早期的诊断依据。

4.诊断标准　在当前尚无更科学更确切的诊断标准的情况下，可暂时采用2001年中华医学会儿科学分会新生儿组制订的《新生儿肺出血的诊断与治疗方案》。

（1）具有肺出血原发病和高危因素：窒息/缺氧；早产/低体重；低体温/寒冷损伤；严重基础疾病（败血症、心肺疾患）等。

（2）症状和体征：除原发病症状与体征外，肺出血可有下列表现：

①全身症状：低体温，皮肤苍白，发绀，活动力低下，呈休克状态，或可见皮肤出血斑，穿刺部位不易止血。

②呼吸障碍：呼吸暂停，呼吸困难，吸气性凹陷，呻吟，发绀，呼吸增快或临床表现突然加重。

③出血：鼻腔、口腔流出或喷出血性液体，或于气管插管后流出或吸引泡沫样血性液。

④肺部听诊：呼吸音减低或有粗大湿啰音。

（3）X线检查：有典型肺出血胸部X线表现：

①广泛分布的斑片状影，大小不一，密度均匀，有时可有支气管充气征。

②可见肺血管瘀血影：两肺门血管影增多，两肺或呈较粗网状影。

③心影轻至中度增大，以左室大为明显，部分心胸比＞0.6。

④大量出血时或呈"白肺"征。

⑤或可见到原发性肺部病变。

（4）与呼吸窘迫综合征及肺炎鉴别：

①呼吸窘迫综合征可见肺透亮度减低，毛玻璃样改变，心影模糊，肋间隙变窄，而肺出血则心影增大、肋间隙增宽。

②肺炎可见肺纹理增多，以中下肺野为主，心影常不大。而肺出血则见大片或斑片状影。密度较炎症高且涉及两肺各叶。鉴别困难时最好结合临床并作X线动态观察。

（5）实验室检查：血气分析可见PaO_2下降，$PaCO_2$升高，酸中毒多为代谢性，少数为呼吸性或混合性。外周血红细胞与血小板减少。

四、治疗

新生儿肺出血，由于未能早期诊断，且严重病例病程极短，未及治疗即已死亡，尽管国内外不断开展治疗学研究，但除采用机械通气取得一定成绩外，目前尚无其他突破性进展。近年来在发病机制研究上开始取得初步成效，某些新的治疗方法已被提出，但尚在基础研究阶段，临床应用并未开展。现就肺出血的各项成熟的或构想中的治疗方法及其原理作一个简述。

治疗上必须针对六个环节：

（1）各种围产期缺氧的病因治疗。

（2）抗失血性贫血或低容量性休克。

（3）抗血液积聚于肺泡引起的血气交换障碍。

（4）抗ET-1异常分泌导致的肺动脉高压及肺血管跨壁压升高。

（5）调控能诱导ET-1与OFR生成的各种因子。

（6）PVEC的修复，最根本的还是抗ET-1的异常分泌。

（一）常规治疗

1.病因治疗 针对各种围产期缺氧的病因进行治疗。

2.一般治疗 注意保暖，保持呼吸道畅通，限制输液量为60ml/（kg·d），滴速为（3～4）ml/（kg·h）。

3.对症治疗

（1）纠正缺氧：纠正缺氧十分重要，但是缺氧性肺血管痉挛，属生理性保护反应，使血液离开缺氧肺泡，以维持适宜的通气/灌流比例。目前多过于强调缺氧对机体的损害作用，而忽略机体对缺氧的保护作用。一旦迅速供高浓度氧，使保护作用中断，反而可导致氧中毒损害，故对肺出血患儿，可先供浓度50%～60%氧，必要时才逐渐提高吸氧浓度。

（2）纠正代谢性酸中毒：超声心动图测定肺血流及肺动脉压参数后证实，缺氧引发的酸中毒，除可损害机体代谢与生理功能外，亦可致肺动脉压升高，且与缺氧程度平衡。酸中毒引发的肺动脉高压及细胞损害，早期可以逆转，如酸中毒持续，则逆转困难。故应早期应用1.4%碳酸氢钠8～10ml/kg静脉注射，必要时重复应用，使pH≥7.25，既可纠正严重酸中毒，亦有助于降低肺动脉高压。

（3）纠正贫血及低容量性休克：弥散性肺出血，常因失血致贫血，甚或失血性低容量性休克，前者可输新鲜血，每次10ml/kg，维持Hct45%以上。后者除输血外，应作抗休克的相关治疗。

（4）肝素的应用：肺出血为血管因素而非凝血因素所致，一般不需抗凝治疗，但肺出血后期可能发生肺部的局部凝血障碍，如发现血小板少于80×10^9/L，为预防DIC发生，可即用超微量肝素1U/（kg·h）或6U/kg静脉注射，每6h1次，以防止微血栓形成。

（5）止血药应用：肺出血为血管因素而非凝血或血小板因素所致，一般不需用止血药。有报道对肺出血儿气管内滴入巴曲酶或肾上腺素，认为可起止血作用。但巴曲酶对血管因素所致的肺出血作用有限。肾上腺素通过使肺血管强烈收缩而止血，但并不适合在肺动脉高压的情况下应用。

（二）常频机械通气（CMV）

1.CMV治疗原理

（1）持续正压通气（CPPV）能以一定的压力（吸气峰压PIP及呼气末正压PEEP）将肺泡中血液集中推向肺泡某侧，以减少血性液对肺泡细胞的弥散性覆盖与浸润，防止因PS合成与分泌减少、肺间质水肿等而致的肺泡萎陷，从而扩大血气交换面积。

（2）CPPV在肺泡内维持一定的正压，平衡了肺动脉高压与肺泡低压间的肺血管跨壁压差，减少或避免了血液流经受损的毛细血管、由高压的肺血管流向低压的肺泡。事实上，临床肺出血越严重，机械通气所需的压力也越大。

（3）通过PIP及PEEP，对已破裂的肺毛细血管加以压迫，可导致反应性血管收缩，血管内皮粘连，血管堵塞而起"压迫止血"作用。

2.CMV 参数调节　初选参数可为：$FiO_2 0.5 \sim 0.6$，PEEP（$4 \sim 6$）cmH_2O，呼吸次数（RR）（$35 \sim 40$）次/min，PIP（$25 \sim 30$）cmH_2O，吸呼比（I/E）1:（$2 \sim 2.5$），气体流量（FR）（$8 \sim 12$）L/min。保持 $pH 7.25 \sim 7.35$，$PaO_2 \geq 50mmHg$，$PaCO_2 45 \sim 65mmHg$，若 $PIP > 35cmH_2O$ 时仍有发绀，说明肺出血严重，患儿常死亡。呼吸机撤机时间，必须依据肺出血情况及窒息对呼吸的影响综合考虑。

3.应用注意事项

（1）压力与潮气量调节：机械通气同高氧一样可引起新生儿肺损伤。肺损伤包括：

①PIP 过高所致的气压损伤。

②因 PEEP 过低致肺泡周期性开与关、引起剪切力改变的肺不张损伤。

③VT 过大，对肺泡过度牵拉所致的容积损伤。

④由上述各种损伤诱发的肺生物学损伤。

（2）呼吸频率调节：应在保证血气值安全的情况下，降低呼吸频率、增加呼吸间歇时间，以适当的呼吸频率进行通气，有利于气道损伤的修复。

（3）吸氧浓度调节：新生儿尤为早产儿临床及动物实验均证实，$FiO_2 > 0.80$ 时，可致出血肺组织中 OFR 大量生成，导致 PVEC 发生脂质膜过氧化损害，诱导 PVEC 凋亡及坏死。而 NO 亦与 OFR 生成高活力的有害物质如 NO_2、NO_3 等，加重 PVEC 损害而发生肺出血，故供氧浓度应加以适当控制。

目前 CMV 治疗新生儿肺出血成功率多维持在 $50\% \sim 75\%$ 而未能进一步提高，原因与上机时机、参数的选择与调节、呼吸机应用熟练程度、原发病的轻重、肺出血类型（点状、局灶、弥散）、合并症处理等有关。

（三）高频震荡通气（HFOV）

高频通气（HFV）包括四种类型：高频正压通气（HPPV）、高频喷射通气（HFJV）、高频间断气流（HFIF）及高频震荡通气（HFOV）。国外于 20 世纪 70 年代初曾使用 HFOV 治疗新生儿肺出血，发现与 CMV 比较，并无明显优点。但随着呼吸机型的不断更新，近年的研究报告，均肯定了 HFOV 对肺出血的疗效。

1.HFOV 治疗原理　HFOV 治疗肺出血的机制尚不明确，推测与采用高平均气道压（MAP）有关。高 MAP 策略包括：

（1）一开始就采用比 CMV 高的 MAP。

（2）在降低 MAP 前先降低 FiO_2。

HFOV 采用了 CMV 所无法达到的高 MAP，可产生高膨胀压以维持肺泡高容量，有利于肺泡康复而使动脉/肺泡氧分压比例（a/APO_2）升高，$PaCO_2$ 下降以改善通气。尽管采用了高 MAP，但因潮气量少（2.5ml 左右），故肺气压伤的报道较少。

2.应用指征　在 CMV 治疗后，PEEP 仍 $\geq 8cmH_2O$，$a/APO_2 < 0.2$，和（或）有呼吸性酸中毒（$PaCO_2 \geq 60mmHg$，$pH < 7.25$）者。

3.应用方法　HFOV 专用机为 SensorMedics3100，可提供 $10 \sim 15$ 次/s 的震动频率。其他参

数调节包括：HFOV震动频率，足月儿为10Hz（1出相当于频率60次/min），早产儿为15Hz；吸/呼比（I/E）1：（2~3）；震荡压30~40cmH₂O，或以看到或触到胸廓有较明显震动或以能维持$PaCO_2$在目标范围为准；偏置气流20~30L/min。病情好转后可渐降参数，当能达到FiO_{2h}≤0.4，MAP≤8.0cmH₂O，病情稳定6~12h后，可考虑转回CMV治疗。

（四）外源性肺表面活性物质（PS）

1.治疗原理　三种病理类型的肺出血中，肺组织电镜检查均发现，肺泡Ⅱ型细胞表现为轻重不等的线粒体、微绒毛及板层小体受损，后者导致PS的合成障碍。另外，肺出血时肺毛细血管通透性升高，血浆蛋白可渗至肺泡腔中，扰乱单分子层的形成而抑制PS的表面活性，血液中各种蛋白质抑制PS活性的强度顺序依次为纤维蛋白＞纤维蛋白原＞球蛋白＞IgG和IgM。上述情况均使肺泡表面张力升高而致肺泡萎陷，加重缺氧并促进肺出血发生。应用PS后，可以：

（1）降低肺泡表面张力，提高肺顺应性，防止肺泡萎陷。

（2）改善通气/灌流比例，减少肺内分流。

（3）增加组织氧供，减少酸中毒及无氧酵解产生。

（4）清除OFR，抑制局部炎性递质损伤作用。

（5）可修复肺泡Ⅱ型细胞中的板层小体。

2.应用方法　国外对肺出血儿在采用CMV或HFOV的同时，气管内滴入PS天然制剂Survanta　4ml/kg，1次/h，最大剂量为4次。Pandit对15名生后24.4h内发生肺出血的新生儿，于肺出血发生10h内给予天然PS，用药3~6h后，患儿OI及a/APO₂明显改善并均存活。

3.应用注意事项　实际上，对PS的疗效，至今仍存在争议，但国外报道采用PS治疗的早产儿，无论是用天然制剂Survanta或人工合成制剂Exosurf，其肺出血发生率均显著升高。Tomaszewka在1008例低出生体重儿中，严格挑选出各项条件完全配对相同的、均使用机械通气且通气情况基本相同的两组重度呼吸窘迫综合征（RDS）各58例，一组有肺出血，另一组无肺出血，发现肺出血组有91.4%（53/58）于肺出血前用过PS，而无肺出血组则为69.0%（40/58），两者差异有显著性，认为PS的应用可增加肺出血发生率。PS致肺出血的原理可能为：

（1）动脉导管开放（PDA），有报道证实PDA存在时，应用PS更易导致肺出血。可能PS治疗RDS后，肺功能明显改善，肺顺应性增加，肺血管阻力降低，血液通过未闭的动脉导管进入肺循环，增加左向右分流，导致肺毛细血管压力升高，毛细血管与肺泡间跨壁压升高，在缺氧引起PVEC受损的基础上，导致血液外渗，甚至毛细血管破裂而发生肺出血。

（2）肺部突然膨胀产生气压伤，药物分布不均匀，PS较易进入病变较轻的肺泡；或没有及时降低呼吸机参数，使肺泡过度膨胀受损。

（3）PS触发肺局部凝血障碍，天然PS制剂中存在血小板活化因子成分，可直接抑制血小板和凝血因子功能，通过消耗血小板和凝血因子而产生局部凝血障碍，加重肺出血。

但对上述观点，亦有学者持相反意见，认为应用PS不会增加肺出血发生率，Braun报道使用和未使用PS的RDS患儿，肺出血总发生率无差异，患有严重肺出血的早产、极低出生体重儿，应用PS可明显减轻RDS病情而没有增加肺出血发生率，超声心动图亦未发现PDA与肺出血有关。据估计，得出上述不同结论的原因可能与使用的PS制剂不同（有天然、人工合成和半合成三种）、给药方案、用药时间、剂量及受试对象不同等有关，故对肺出血患儿可否用PS，尚须进一步探讨。但目前大多数学者主张应用。

（五）缓解肺动脉高压

1.外源性一氧化氮（NO）

（1）应用原理：由ET-1诱导生成的扩血管活性因子NO，仅属生理性、调节性分泌，无法拮抗缩血管活性肽ET-1在缺氧持续时的缩血管作用，从而导致肺血管痉挛、肺动脉高压、肺血管跨壁压升高、红细胞向肺泡渗出。理论上，补充NO可拮抗ET-1的缩血管作用及其所致的肺动脉高压。动物实验表明，给予NO，可通过拮抗ET-1的致肺动脉高压，反馈抑制ET-1的分泌及其对PVEC的损害，从而减轻肺出血。

（2）应用方法：新生儿持续性肺动脉高压时，5ppm即取得最大氧合，增加剂量并未能进一步改善氧合，以上提示，NO吸入具有不同的浓度效应，故应以最低吸入浓度以取得最好疗效。由于肺血管对NO会产生高反应性：在NO吸入治疗的5d内，肺血管对NO的反应会随时间的延长而升高（高反应期），但此后则随时间的延长而下降，提示NO既不宜使用单一剂量，亦不宜间断使用，其剂量应根据情况随时调整，且应于5~6d后才停用。

（3）不良反应：

①高铁血红蛋白血症（MHb），NO与Hb的反应生成高铁血红蛋白的速度大于MHb的还原速度，从而导致MHb堆积。

②NO能抑制血小板的激活和聚集而易致出血。

③生成NO_3：NO和OFR结合可生成对细胞有毒性作用的NO_3。

2.NO供体　NO供体是指不需NOS参与，仅通过自身或其他酶催化后，在靶器官局部释放NO而起舒张血管作用的物质。由于NO吸入价格昂贵，操作复杂，需呼吸机支持，且具有一定不良反应，临床上不能广泛应用。近年提出采用可能更有效、更安全、更方便及能代替NO治疗肺动脉高压的NO供体。其中西地那非应用较多，西地那非为一种磷酸二酯酶（PDE）-5抑制剂，在肺血管平滑肌细胞内，能引起平滑肌舒张的环鸟苷酸（cGMP），在PDE-5作用下，可转变为能引起平滑肌收缩的鸟苷酸（GMP），导致肺血管收缩。PDE-5强效抑制剂西地那非，可选择性抑制PDE-5将cGMP转变为GMP的作用，从而增加cGMP浓度，诱导肺血管扩张，降低肺动脉高压。

国外目前已用西地那非治疗新生儿肺动脉高压：开始为0.5mg/kg，每6h1次口服，如果无反应，最大量可用至2mg/kg每6h1次。一般给药后20min~3h已有反应，包括OI下降；导管前、后SaO_2g减少；SaO_2、PaO_2升高，当明显改善极有可能停氧后，可停止药物治疗。如无改善，在治疗6~8剂后亦应停药；如发生低血压，应减少剂量或中断治疗。西地那非已作为治疗新生儿肺出血所致肺动脉高压的一个有希望的药物，但因应用西地那非的最佳剂量及药物动力学资料仍然有限，故仍需大样本对照研究及长期追踪。

（六）其他正在进行探索的药物

1.ET-1 拮抗剂　ET-1 的生物学效应乃通过其特异受体所介导，因此拮抗 ET-1 受体的治疗是目前研究的重点，波生坦是口服的 ET-1 受体拮抗剂，可与 ETA 和 ETB 受体竞争结合，因而同时拮抗 ETA 与 ETB 受体，与 ETA 受体的亲和力比 ETB 稍高，可降低肺和全身血管阻力。是目前美国 FDA 批准用于肺动脉高压治疗的一种口服制剂，成人剂量为 $62.5 \sim 125mg$ 每天 2 次。波生坦类似药替唑生坦对胎粪吸入患儿，同样可明显改善血流动力学状态及肺动脉高压，尚可通过减轻肺内炎症而减轻肺损伤程度。新生儿剂量不详，同时价格昂贵，国内目前没有该药物。

2.外源性降钙素基因相关肽（CGRP）　内源性 CGRP 是由 NEBs 分泌的强烈扩血管活性肽，生理状态下可调节 ET-1 的强缩血管作用，但在病理状态下，CGRP 的分泌不足以拮抗 ET-1 持续分泌所造成的 PVEC 损害。动物实验亦发现，肺出血时 CGRP 尽管亦呈阳性表达，但并不随 ET-1 的不断升高而升高。由此推测，补充 CGRP 可有效拮抗 ET-1 所引起持续血管痉挛、肺动脉高压及肺血管与肺泡间升高的跨壁压，并可改善 PVEC 损害程度，降低肺出血发生率及严重度。国外已有采用 CGRP 成功治疗成人肺出血的报道。有学者于新生鼠气管内滴入 ET-1 30 分钟后，再滴入 CGRP，结果发现，随着滴入 CGRP 浓度的不断增加，ET-1 所致的肺出血逐渐减少，且无一例死亡，证实了 CGRP 对 exET-1 所致肺出血确有治疗作用，相信 CGRP 可成为干扰 ET-1 信号转导途径的药物，为用于临床治疗新生儿肺出血开辟一条新的思路。

3.OFR 拮抗剂　低温缺氧后复温供高氧，实际是缺氧缺血及其后再灌注过程，缺氧期肺组织持续分泌的 ET-1，可通过自分泌途径产生 OFR，而吸高浓度氧产生的再灌注过程，则可生成大量 ROS，ROS 可通过对细胞膜脂质过氧化过程，损伤 PVEC 而导致肺出血，理论上可采用 ROS 拮抗剂治疗。

ROS 拮抗剂可分为酶类拮抗剂如超氧化物歧化酶、过氧化氢酶、过氧化物酶、谷胱甘肽等，及非酶类拮抗剂如维生素 C、维生素 E、β-胡萝卜素、别嘌呤醇、N-乙酰半胱氨酸及褪黑素等。目前较常用的是维生素 C $0.5 \sim 1.0g/d$ 静脉滴注、维生素 E25mg/d 口服或 $10mg/（kg \cdot d）$ 肌内注射。OFR 拮抗剂虽能拮抗已生成的 ROS，但实际作用较弱，且不能修复已受 ROS 损害的 PVEC。近年来发现，ROS 拮抗剂对新生儿 ROS 损伤性疾病，在预防或治疗上均未能取得满意的效果，甚至会对机体带来不利影响：如维生素 E 干扰中性粒细胞和单核细胞对细菌的杀伤作用，维生素 C 促进氧化损伤，N-乙酰半胱氨酸可通过抑制核转录因子而影响基因调控，此外尚有抑制细胞生长和分化、干扰细胞信号转导等报道。故相信 ROS 拮抗剂对肺出血的治疗作用不大，或仅能起辅助治疗作用。

4.基质金属蛋白酶（MMPS）抑制剂　毛细血管壁细胞外基质（ECM）受 MMPS 及 MMPS 抑制物所调控，处于激活与抑制的动态平衡。当缺氧引起肺血管痉挛、肺动脉高压时，或于供高浓度氧时，均可使 MMPS 过度激活，致 ECM 中胶原蛋白、弹性蛋白等降解，血管基膜弹力纤维网断裂，最后肺血管破裂而有助于肺出血的发生。因而推测应用 MMPS 抑制剂，可能帮助肺血管基膜的修复辅助治疗肺出血。

综上所述，由于新生儿肺出血病情凶险，病死率高，治疗困难，故防重于治，预防的重点在于防治肺出血的病因。

第五节　新生儿呼吸机相关肺炎

重症监护室院内感染发病率是最高的，常常是因为有多个危险因素所致，包括频繁的侵入性操作、医疗器械的应用和长期暴露在耐药的病原菌环境中等。欧洲多中心试验报道，肺炎是儿童重症监护室最常见的院内感染，占院内感染的53%。机械通气患儿呼吸机相关性肺炎（VAP）发病率高出6~13倍。事实上，VAP在机械通气患者中是最常见的院内感染，25%~95%的院内感染肺炎是发生在机械通气患儿的。

近年来，我国新生儿危重病的救治技术得到空前发展，新生儿重症监护病房（NICU）整体水平有了很大提高，呼吸机在NICU中的应用日益普及，极早产儿的存活率在过去几十年大大提高。区域化的围产期保健、产前类固醇激素应用、产后补充外源性肺泡表面活性物质等这些干预措施有助于提高早产儿的存活率。此外，MCU引入的一些变化也有助于降低极低体重儿的病死率，包括机械通气的新模式、更有效的抗生素应用、营养支持、非侵入性的超声诊断。然而，机械通气的发展同时使得一些存活的早产儿的生活质量下降。来自呼吸机的压力及容量损伤导致了肺结构的异常重塑和慢性肺疾病的发生。还有其他一些并发症：包括气漏、间质性肺气肿、声门下狭窄和VAP等。到目前为止，对于新生儿呼吸机相关性肺炎的诊断是新生儿医师面临的一大难题，各种检查手段均存在各自的弊端。各种侵入性和非侵入性的微生物诊断方法都有描述，通常是与临床和放射学标准相搭配，但没有绝对敏感的金标准或直接肺组织培养证据。本文着重论述了VAP的流行病学、发病机制、危险因素、诊断、治疗和预防的措施。

一、VAP的流行病学

目前，新生儿VAP诊断比较困难，因为肺炎的影像学鉴别是困难的，尤其是在有重要基础肺疾病的新生儿，成年人VAP的常用的诊断标准在新生儿重症监护室（NICU）也不是完全适合。研究方法和案例的差异也影响新生儿VAP的发病率报道。国内外报道的VAP发病率亦有差异，国外报道为3.0%~28.3%，我国目前新生儿VAP的发病率为20.1%~58.1%，病死率为18.1%~33.3%。多数文献报道新生儿VAP病原以革兰阴性杆菌为主（占46.2%~90.0%），革兰阳性球菌（占8.1%~53.8%）。

二、VAP的发病机制

根据VAP发生的时间，可分为早发型（机械通气48~96h内发生）、晚发型（机械通气96小时后发生）。早发型VAP通常是由敏感微生物引起的，而晚发型往往是多重耐药细菌感染的结果。在正常情况下，解剖屏障、咳嗽反射、支气管分泌物、黏膜纤毛上皮细胞、细胞免疫和体液免疫以及巨噬细胞和中性粒细胞会保护肺实质免受感染。如果这些防御功能受损、缺乏或被毒力较强的病原体侵袭，即会发生VAP。气管插管破坏了机体解剖结构的保护作用；镇静剂及肌松剂的应用、黏膜创伤抑制了咳嗽反射及呼吸道黏膜纤毛上皮细胞的清除作用均为发生VAP的高危因素。VAP的发病机制首先是细菌通过气管导管定植到下呼吸道，宿主的免疫力与细菌的毒力及数量之间复杂的相互作用决定了定植菌是否会发展为肺实质炎症。气管内细菌定植和呼吸机相关性气管支气管炎被认为是VAP的前序，但是这三者之间是很难区分的。当细菌、真菌或病毒病原体进入通常无菌下呼吸道和肺实质时，患儿就可能并发VAP。

Garland描述了VAP感染的病原体可能有不同的来源：例如，口咽、鼻窦、胃肠道、呼吸回路、加湿后的气体混合物、污染的呼吸囊手工通气等。主要可分为内源性和外源性。内源性主要为口咽、胃部定植的细菌移位。外源性主要为医护人员的手卫生、呼吸机通气管路中细菌定植等。以上来源的细菌被吸入下呼吸道进而导致VAP的发生，气管导管的存在为细菌入侵肺组织提供了一条与众不同的道路。

（一）内源性

1.口咽部和胃部细菌移位　健康人口咽部可有革兰阴性杆菌定居，而应激状态可显著增加口咽部细菌的定植。插管者由于口腔分泌物明显增多，分泌物沿插管下流，在机械通气患者的声门下区分泌物积聚在导管气囊周围形成细菌储存库。尤其是革兰阴性杆菌的定植概率明显增加，并通过微量误吸进入肺部。而新生儿吸入污染的分泌物的可能性更大，因为新生儿的气管导管多没有导管气囊。而呼吸道分泌的黏多糖可作为细菌的营养物质，利于细菌生物被膜的形成。生物被膜中的细菌即不受宿主免疫机制的作用，又逃避了抗生素的杀灭作用。而一些应用严格的培养技术研究表明，口咽部细菌移位比胃部细菌移位导致VAP更多，只有少部分细菌是通过血液或胃肠道进入下呼吸道的。

2.体位　据报道，平卧位降低了功能残余气量和黏膜纤毛的清除作用，增加了胃内容物的反流的风险，从而解释了为什么一些重症卧床患者VAP的发病率逐渐增加。Aly等对气管插管新生儿研究发现，仰卧位患儿痰培养菌落数显著多于侧卧位患儿；仰卧位患儿痰培养细菌数量及新增细菌种类较侧卧位患儿增多数倍。提示侧卧位有降低新生儿VAP发病率的可能。

3.胃部pH　胃部pH的变化可造成胃部细菌移位。几乎没有细菌能在胃部pH小于2的环境中生存，但当胃部pH大于4时，微生物成倍增加。成人研究表明，胃部pH的升高与胃内革兰阴性杆菌的数量成对数关系，使用升高胃液pH的药物如H_2-受体拮抗剂会导致胃内细菌的定植移行，增加发生VAP的危险。但是也有研究表明，H_2-RAS使用与否对于减少VAP的发生率是没有明显差异的。对于新生儿的相关报道较少。

（二）外源性

1.可能暴露于污染的通气设备　呼吸机回路、呼吸道吸入设备、增湿器、雾化吸入器等携带的病原体也可以引起VAP。呼吸机通气管路中细菌定植率高，常有冷凝液形成。冷凝液是很好的细菌库。机械性通气时间越长，患者发生VAP的机会越大。

2.医护人员的手卫生　也许最重要的污染来源于医护人员的手，革兰阴性菌定植后比革兰阳性细菌更容易通过护理人员的手传播。

三、VAP的危险因素

VAP发生的危险因素有很多，其中早产和机械通气时间与VAP的相关性较大。机械通气持续时间被认为是VAP发生的最大危险因素。在一项成人研究中发现，机械通气持续时间达到10天的患者，其VAP发生率可达到6.5%，且其后每增加一天，发生VAP的风险增加1%。亦有研究表明，机械通气的时间在第5天时患者发生VAP的风险最高，其后反而逐渐下降。早产儿的特点是呼吸道及肺解剖结构不完善，且其机体防御及免疫系统不成熟。这些特点导致了呼吸支持的必要性及感染倾向性，所有这些都可能导致VAP的发生。据Afjeh等报道，极低出生体重儿是VAP发生的一个独立的危险因素，因为极低出生体重儿可能需要较长的机械通气时间。其他已知的新生儿VAP危险因素还包括免疫缺陷、气管再插管、手术、持续肠内喂养、支气管镜检查和药物治疗，特别是类固醇、H_2-受体拮抗剂、免疫抑制剂、抗生素预防应用等。菌血症和胃食管回流也显著与新生儿VAP发生相关。

四、VAP的诊断

VAP的诊断缺乏"金标准"，它无特异临床表现，诊断比较困难。值得注意的是，VAP的诊断需要结合临床表现、放射学检查及实验室标准。然而，从新生儿呼吸道获取标本的困难性阻碍了病原学的诊断。在成人VAP的相关研究中报道，为了避免过度诊断VAP，病原学的诊断至关重要。单独有微生物病原学诊断依据，而不具备临床及放射学依据的患儿是不能诊断VAP的，只能考虑为呼吸道的定植菌。

由于目前新生儿VAP诊断标准的不完全统一，导致有关新生儿VAP的发病率和病死率报道相差甚大。美国疾病预防和控制中心推荐1岁以下患儿VAP的临床诊断标准为：

（1）机械通气时间≥48h。

（2）胸片中有至少两项下列改变：新出现的、渐增多的、持续的渗出性改变；实变；空洞；肺大疱；无基础心肺疾病（如呼吸窘迫综合征、慢性阻塞性肺疾病、支气管肺发育不良、肺水肿等）时一项即可。

（3）气体交换不断恶化：动脉血氧饱和度降低、吸入氧浓度增加或机械通气需求增加。

（4）至少符合下列标准的三项。

①排除其他原因引起的体温不稳定。

②血白细胞 < 4×10^9/L 或 > 15×10^9/L 及杆状核白细胞 > 10%。

③新出现化脓性痰，痰性质改变或呼吸道分泌物增加，需增加吸痰次数。

④呼吸暂停，呼吸急促，鼻翼翕动伴有胸壁回缩，或呻吟。

⑤喘鸣音、水疱音或干啰音。

⑥咳嗽。

⑦心动过缓（< 100次/min）或心动过速（> 170次/min）。

该诊断标准缺乏特异性临床表现、影像学资料、培养和其他化验结果，其中吸入氧浓度增加、机械通气需求增加或气体交换恶化等均缺乏明确的量化指标，医师主观因素影响很大。

而我国也有参照1990年医院获得性支气管—肺感染诊断标准：如符合下述条件中的第1~第3条或第1、第2、第4条，并除外肺水肿、肺出血、肺不张、肺栓塞、非感染性肺间质疾病等即可诊断VAP：

（1）机械通气时间至少48h。

（2）在机械通气48h或48h后胸部X线片发现新的肺部炎症病变。

（3）气管内吸引物培养阳性。

（4）培养阴性者需有其他感染证据（4项中至少具备1项）。

①新出现的发热。

②气管内出现脓性分泌物。

③有肺实变体征和（或）肺部听诊可闻及湿啰音。

④白细胞（WBC）计数 $> 12 \times 10^9$/L。

不同医师用不同的诊断标准，其结果有明显差异。因此，新生儿VAP的诊断标准尚需进一步完善。

（一）临床标准

最常见的VAP的临床诊断标准主要是呼吸道分泌物的量增多、脓性分泌物出现，其他症状包括体温不升、发热、白细胞增多或白细胞减少症、新出现的或加重的咳嗽、呼吸困难、呼吸急促、湿啰音和气体交换恶化。这些标准的特异性和敏感性相对于病理学差。VAP的临床标准与广义败血症或全身炎症反应综合征区别不大。因此，临床表现一般考虑结合放射学、实验室诊断标准。

（二）放射学标准

放射标准包括出现的或逐渐进展的肺浸润、空洞、肺大疱等。然而，因为机械通气患者的肺炎没有统一的放射学迹象，故胸部X线表现特异性也是有限的。放射学标准在儿童通常是很难定义的（尤其是新生儿），新生儿急性呼吸窘迫综合征、肺出血、肺梗死的影像上的改变可能与肺炎的影像学表现相仿。由于这些原因，所以，如果根据临床和放射学诊断的标准疑似VAP者，我们应该进一步行微生物学的检测来确诊。

（三）实验室标准

1.C—反应蛋白

C-反应蛋白（CRP）是感染的急性期反应物。组织炎症时，由巨噬细胞释放白细胞介素（IL）等刺激肝细胞合成CRP参与机体反应，尤其是细菌感染其阳性率可高达96%，它不受其他因素的影响，即使是反应低下、常规检查正常的患者，CRP也可阳性，并随感染的加重而升高。在VAP中，监测CRP的动态变化也有助于对抗菌药物治疗反应和预后的判断，临床中可作为是否停用抗生素的一项辅助性判断指标，但由于其特异性较差，故临床价值受限。

2.降钙素原

血清降钙素原（sPCT）最初在1984年被发现，由116个氨基酸组成的蛋白质，肝、肺、肾、肌肉和脂肪等组织都是sPCT的分泌来源。当细菌感染或其他因素导致的炎症时，sPCT的浓度明显上升并与感染严重程度相一致，而病毒感染后诱导的干扰素–γ（INF–γ）却减弱了sPCT的分泌。因此，sPCT被应用于临床作为判断细菌感染的指标，并通过检测sPCT的浓度，可快速确定患者是否存在细菌感染及感染的严重程度，评估感染性疾病进展及预后。PCT的动态变化是非常重要的一个临床标志物。然而，PCT在感染发生后的6~12h开始上升，感染一旦控制PCT值会迅速下降。目前，PCT已被广泛应用于成人VAP的诊断，研究表明，血清PCT水平对VAP的早期诊断比CRP更有特异性价值。朱小生等检测了62例呼吸机辅助通气患者的PCT水平，得出PCT对VAP的诊断敏感度为87.5%，特异度为70%，阳性预测值为80%，阴性预测值77.8%，表明检测血清PCT水平可能有助于VAP的早期诊断，而且随着PCT值的升高，VAP的发生率依次升高。然而，关于PCT的相关研究提供的结果非常不一致，报告的截止值、波动范围、敏感性、特异性都有很大变化，甚至有的研究发现PCT的浓度与VAP发生及抗生素治疗之间没有明确的联系，尽管在一些感染性休克未存活儿中PCT值会相当高，但PCT也不能强有力地预知结局。

3.TNF-α、IL-β、IL-6、1L-8

TNF-α是炎症递质连锁反应中最早的启动因子，由它激活了体内的细胞因子，激发IL-1β、IL-8等一系列炎症递质，导致体内产生瀑布样反应，造成肺组织损伤，病情越重，该反应越强烈，肺组织的损伤也越重。同时TNF-α、IL-1β、IL-6、IL-8刺激T细胞、B细胞、NK细胞、单核细胞等，使其功能活性增强，加强感染症状。急性感染期4种细胞因子急剧增高，促进机体抵抗感染，激发呼吸系统抗菌性或抗病毒炎症反应，其升高程度可以反映患儿病情严重程度。在Ramirez P等的一项实验中，对44例气管插管机械通气患者连续测量其血清TNF-α、IL-1β、IL-6，发现IL-6是早期诊断VAP的炎症因子，以IL-6血清浓度198pg/ml作为最优截止值，诊断VAP的灵敏度和特异性分别是71%和78%。

谢志才等研究发现，新生儿VAP急性期TNF-α、IL-1β、IL-6，IL-8水平明显高于对照组，差异有统计学意义（P<0.01），说明呼吸机相关性肺炎的发生与4种细胞因子的表达水平密切相关。恢复期血清4种细胞因子水平明显低于急性期（P<0.01），提示随病情好转，4种细胞因子的表达水平逐渐降低。

4.可溶性髓系细胞触发受体—1

TREM-1是2000年由Bouchon首先确认的一个和炎症相关的免疫球蛋白超家族成员，可用于炎症性疾病的诊断。在G+或G-细菌和真菌引起的感染性炎症反应中，TREM-I广泛表达于皮肤、淋巴结、肺组织中，在中性粒细胞、CD4+单核/巨噬细胞、肺泡巨噬细胞、炎症肉芽肿及周围的单核细胞源性的上皮样细胞上高表达，能诱导中性粒细胞和单核细胞分泌肿瘤坏死因子α（TNF-α）、IL-1β、γ-干扰素（IFN-γ）、IL-8等，活化单核细胞表面的CD40、CD86、CD54等共刺激分子，还能诱导中性粒细胞释放髓过氧化物酶；在非感染性炎症或异质体引起的肉芽肿感染及某些特殊感染（如分枝杆菌属结核菌）中很少或不表达。sTREM-1是TREM-1的可溶形式，性质基本相同，感染过程中，sTREM-1可以释放入血液、体液、BALF中，并且与多种疾病如脓毒症、肺炎、细菌性脑膜炎、炎症性肠病等密切相关，成为一种早期诊断炎症性疾病的新指标与感染严重程度密切相关，可以用于诊断和评估预后。

sTREM-1表达的水平对全身炎症反应综合征（SIRS）和脓毒血症之间的鉴别具有重要意义。Su L等的实验中，在脓毒血症患者中，PCT和sTREM-1的血清浓度明显高于全身炎症反应综合征（SIRS）患者，在对其中死亡病例的14天观察中发现，他们的血清sTREM-1、PCT持续攀升，而白细胞和CRP却有下降。在SIRS中血浆sTREM-1平均水平是22ng/ml，脓毒血症中是183ng/ml，脓毒性休克中是141ng/ml，故sTREM-1可能为脓毒血症的诊断提供一个新的有价值的指标。Chen等研究了sTREM-1对小于3月龄婴儿诊断严重细菌感染中的作用，结果显示，以24.4ng/ml为诊断阈值时，sTREM-1对严重细菌感染诊断的敏感性为87%，特异性为81%，阳性似然比和阴性似然比分别为4.6和0.2。Liao等研究显示，在急性胆管炎和急性重症胆管炎中，其外周血单核细胞中TREM-1水平有明显升高。所以，sTREM-1被认为是感染性疾病的诊断性标志物。

有研究表明，成人VAP患者EA（经气管导管抽吸物）中sTREM-1显著高于非VAP组（P<0.01），且重症VAP组中sTREM-1显著高于非重症VAP组。而2007年一项小样本的前瞻性研究发现，BALF中sTREM-1的检测对于诊断VAP没有帮助，而呼吸机呼气冷凝液（EVC）中sTREM-1的检测对VAP的诊断有较大的应用价值，在确诊的14例VAP患者中，有11例患者从EVC中可检测到sTREM-1并明显高于非VAP患者，而9例非VAP患者仅1例EVC中检测到sTREM-1。而Steven等收集45例疑似VAP患者的肺泡灌洗液及呼出气体冷凝液（EVC），用酶免法快速测定sTREM-1的水平，结果显示，sTREM-1并不是VAP诊断的金标准，使用BALF的sTREM-1水平截止值204pg/ml，诊断VAP敏感性为79%，特异性为23%。使用EVC中sTREM-1水平截断值10pg/ml，诊断VAP的敏感性为42%，特异性为50%，平均水平较无VAP组明显增高。上述研究显示，利用sTREM-1表达增加来早期诊断VAP在实验室检测方法、采用何种标本及诊断阈值等方面仍存在较大争议，但通过检测sTREM-1水平无疑可提高临床医师识别VAP的能力。

5.其他感染标志物

除了巨噬细胞外，中性粒细胞也在吞噬作用中扮演了很重要的角色，在外周血粒细胞中数量最多，在天生免疫中也具有重要作用，是机体抗细菌及真菌的主要免疫细胞a在促炎细胞因子、sTREM作用下，中性粒细胞发生活化，穿过血管内皮单层，进入局部组织，生物学功能也随之增强。它的生物学功能与胞质内的多种颗粒密切相关，其中髓过氧化物酶是中性粒细胞中含量最多的酶类，催化底物主要是过氧化氢，在氯离子的存在下生成次氯酸，次氯酸是中性粒细胞产生的最强有力的杀菌分子之一。髓过氧化物酶、次氯酸、过氧化氢一起组成了髓过氧化物酶系统，是该细胞最有效的杀灭微生物的途径之一。但次氯酸生存时间太短暂，以至于不能被生物材料检测出。但是，次氯酸对其他分子如酪氨酸的影响，可以通过质谱分析体液中的3-氯酪氨酸浓度水平进行检测。另一个与次氯酸氧化反应相关的是谷胱甘肽磺酰胺（GSA），GSA是还原型谷胱甘肽（GSH）的稳定的氧化产物，GSH在细胞质内含量特别丰富，尤其在肺液中。因此，GSA可以很容易地在支气管肺泡灌洗液中被检测出。有研究表明，GSA在检测细菌感染方面有很好的敏感性及特异性，尤其是在检测是否存在肺部感染方面。目前，需要进一步的研究来确认这个新的标志物的有效性。

6.病原学诊断

病原学诊断主要是指对下呼吸道分泌物进行定性和定量培养，超过诊断阈值，可考虑VAP诊断，其目的是判断何种微生物感染和选择何种抗菌药物治疗。病原学的检查找出致病微生物是至关重要的，因为它可以指导治疗。通过侵入性和非侵入性的各种方法可以得到标本，从而进行培养。目前，采用肺组织微生物学检查联合病理学诊断被认为是最为准确的诊断方法，但该诊断方法的主要问题是需要获得感染部位的肺组织，这种创伤性检查临床难以实施；其次，即使做活检，也不可能在肺炎的早期进行，而抗生素的初始经验治疗将影响后来的组织病理学检查和定量培养。故目前较多应用的获得标本的方法主要包括支气管肺泡灌洗液、气管导管内抽吸物、经防污染标本刷液（PSB）等。

另外，对于诊断VAP，气管内抽吸物（TA）的革兰染色法也显示出不错的效果。Kata-yama等最近报道，在极低出生体重儿，革兰阳性VAP及革兰阴性VAP的敏感性分别是80%、100%，特异性分别是100%、82%。而且，根据气管内抽吸物的革兰染色结果指导早期抗生素治疗有效率可达96%。

近年来，侵入性标本采集技术，如支气管肺泡灌洗、保护性毛刷技术已经在成人VAP病原学诊断中广泛应用。由于可直接采集下呼吸道感染部位支气管、肺实质组织进行检测，因此提高了VAP病原学诊断的敏感性和特异性，有助于早期诊断和治疗。但是，目前仍缺乏儿童的临床应用资料，同时，相对于儿童的解剖特点，支气管镜和气管导管管径相对较大，操作时可能出现低氧血症，导致出血、肺和胸膜损伤等。新生儿气管管径相对于儿童，则更为狭窄，因此，目前支气管镜等侵入性操作在新生儿中应用存在损伤大、难以普及等困难。而非支气管镜气管内抽吸具有侵袭性损伤轻、容易重复、减少了口咽部细菌污染、操作时对气体交换影响小、可在新生儿中应用等特点，而且非支气管镜气管内抽吸物和运用支气管镜获得的标本，对诊断肺炎的敏感性、特异性和预测值相似，因此临床应用较多。

五、VAP的预防

直至今日，虽然儿科学在突飞猛进地发展，但怎样减少新生儿VAP发病率及病死率仍然是很大的挑战。通常公认的一些预防方法包括：加强医护人员的手卫生管理、穿防护服、改善呼吸机的呼吸回路管理、采用经口气管插管法、选择合适的气管插管类型、加强医护人员的培训等。然而，实施卫生措施和尽早拔管无疑是最有效的预防策略，另外还有其他一些，例如抬高头的高度、H_2-受体阻滞剂、硫糖铝及其他抗酸剂药物应用等预防方法目前存在争议。

（一）气管导管的选择与呼吸道分泌物的清理

对于成人和儿科患者，美国疾病预防控制中心建议使用可采用声门下吸引气管导管，此种气管导管可以有效地清除贮留在声门下和套囊间的分泌物，防止口腔分泌物流至气道。另外，就是尽可能采取经口插管法及在呼吸回路出现故障或明显污染时更换呼吸机。因此，成人使用带套囊的气管导管可以有效降低VAP的发病率。而在新生儿，我们为了避免气道损伤，常常应用无套囊气管导管，无套囊气管导管应用是新生儿VAP发生的一个危险因素。有研究表明，在儿科患者中，应用可控制压力的带套囊的气管导管，可以减少再插管的概率，而且并不会增加拔管相关性喉喘鸣的发生率。但这种设备目前还没有正式投入临床使用，我们期望未来可以有专门应用于新生儿的这种气管导管投入使用。

通常对机械通气患儿下呼吸道分泌物的清理是确保下呼吸道开放的例行程序。传统的开放式气管内吸痰要求断开呼吸机，这样就会导致组织缺氧及患儿气道内压力降低，容易肺泡萎陷。新型的密闭式吸痰器是不要求患者脱离呼吸机的，这样就避免了缺氧的问题。但是，Cordeo等对比了密闭式吸痰与开放式吸痰对VAP的发生率及病死率的影响，发现两者之间无明显差异。

（二）口腔卫生

通过清理口腔可以减少口腔内细菌移位到下呼吸道的概率，有机械的清洗和药物清洗两种方式。对于成人，药物清洗可考虑应用0.1%氯己定及庆大霉素、万古霉素等，新生儿此类报道较少，可靠性仍未可知。

（三）医护人员的手卫生

对抗院内感染行之有效的一种方法就是防止患者之间的交叉感染。Pittet等报道，当医务人员处理患者时，医务人员的手就会出现严重的细菌污染。对于手卫生的重要性的理解，已经不是新鲜事了，但近年来在住院患者的呼吸机相关性肺炎的手卫生研究仍很多。Foglia等人在机械通气新生儿的两个研究报道也有力地证明了手卫生的重要性。总是有效地保持严格的洗手消毒原则，严格执行手卫生制度，可以使VAP的发生率明显下降。

（四）尽早撤机

机械通气持续时间是VAP发生的一个重要危险因素，所以，尽早撤机是预防新生儿VAP的理想策略。Ng等的一项针对减少新生儿院内感染的前瞻性研究表明，实施尽早脱机是减少新生儿VAP的新策略。

（五）益生菌的应用

如双歧杆菌、乳酸杆菌等肠道益生菌的缺失与长期的抗生素应用、延迟的肠内喂养、长期保温箱护理等相关。表面上看，补充益生菌来增强肠道微生物群是一个预防新生儿VAP的好策略。然而，最近的在一项成人的随机对照试验荟萃分析认为，益生菌并没有显著减少VAP的发生率，不应该推荐为常规临床应用。到目前为止，关于益生菌能预防VAP的说法还没有确切的依据。

（六）医务人员的培训

尽管采取很多有效的预防控制院内感染的措施，但如果医务人员不能充分、智慧地应用，其作用也是微乎其微的。很多文章指出，针对护理机械通气患者的医务人员进行相关培训是有很大好处的。一些培训机构会向接受培训并合格的医务人员发放资格证书。Brierley认为，给护理新生儿的医护人员发放这种资格证书可以有效减少VAP的发生率。

六、VAP治疗

（一）经验性治疗

VAP初始阶段治疗需要靠经验用药。经验性抗生素治疗应尽早开始，它包括要选择多种广谱抗生素、足够的剂量、足够的疗程等。对于VAP早期进行抗生素治疗尤为重要，延误治疗将导致VAP住院病死率增加。经验性抗生素治疗应考虑到。目前，许多抗生素应用在VAP的治疗，这些包括三代、四代头孢菌素，碳青霉烯类抗生素等（剂量及疗程如表5-1所示）。VAP早期，应根据患儿原发病、存在的危险因素、患者的营养及免疫状态、本地抗生素应用情况和微生物流行病学特征等选择强效抗生素进行治疗，避免早期抗生素治疗不足。然而，滥用抗生素会增加医疗费用和产生耐药菌。因此，在经验治疗疑似VAP时应该在充分涵盖潜在病原菌和防止滥用抗生素之间保持平衡。对于抗生素选择性经验用药，医师应该充分了解患儿感染多重耐药菌的危险因素、最近所用的抗生素情况以及本地病原菌的耐药情况。如早产儿应考虑感染表皮葡萄球菌的可能；免疫功能低下患儿需要警惕真菌感染。

另外，对于VAP的新生儿经验性抗生素治疗存在的问题是过量输液、肝肾功能损害、药物的相互作用及体内突然的血清蛋白水平改变。过量输液可能会导致危重患儿的血流动力学不稳定。它导致水溶性抗生素的血药浓度降低。急性肝肾功能损害会导致延迟抗生素的排泄并且增加它们的毒性。突然的血清蛋白的变化显著影响机体血液中的免疫因子水平。虽然说很少有发生VAP的新生儿需要血浆置换或者血液透析，但是一旦患儿接受此类操作，其血清药物浓度会大大下降，甚至低于所需的最低抑菌浓度。所以，在这种情况下，只有积极监测血药浓度才可提供足够的抗生素血清水平，从而达到有效的抗生素治疗。

表5-1 VAP治疗药物

抗菌药物	剂量（/d）	次数、用药途径
青霉素类		
阿莫西林	100mg/kg	每天分3次，v或ivgtt
阿莫西林—舒巴坦	150mg/kg	每天分3次，v或ivgtt
阿莫西林—克拉维酸钾	100mg/kg	每天分2次，v或ivgtt
哌拉西林—他唑巴坦	300mg/kg	每天分4次，vgtt
替卡西林—克拉维酸钾	300mg/kg	每天分4次，vgtt
头孢菌素类		
头孢曲松	100mg/kg	每天分2次，v或ivgtt
头孢噻肟	200mg/kg	每天分2次，v或ivgtt
头孢吡肟	100mg/kg	每天分3次，v或ivgtt
内酰胺类		
氨曲南	200mg/kg	每天分4次，ivgtt
碳青霉烯类		
亚胺培南—西司他丁	50~100mg/kg	每天分4次，iv或ivgtt
美罗培南	30~120mg/kg	每天分3次，iv或ivgtt
氨基糖苷类		
阿米卡星	20mg/kg	每天分2次，iv或ivgtt
大环内酯类		
红霉素	80mg/kg	每天分4次，ivgtt
克拉霉素	15mg/kg	每天分2次，iv或ivgtt
林可霉素类		
克拉霉素	40mg/kg	每天分4次，ivgtt
糖肽类		
万古霉素	60mg/kg	每天分4次，ivgtt（每次静脉滴注≥1小时）

抗菌药物	剂量（/d）	次数、用药途径
替考拉宁	20mg/kg×3d， 第4天始6mg/kg	每天分2次，ivgtt 每天1次，ivgtt
氟喹诺酮类		
环丙沙星	20mg/kg	每天分2次，iv或ivgtt
左氧氟沙星	10mg/kg	每天分2次，iv或ivgtt
磺胺类		
复方磺胺甲恶唑	36mg/kg	每天分2次，iv或ivgtt
其他		
利奈唑胺	10mg/kg	每天分3次，ivgtt
甲硝唑	40mg/kg	每天分4次，ivgtt
氟康唑	5～10mg/kg	每天1次，ivgtt

（二）病因学治疗

VAP可能是多重耐药菌感染所致，例如VRE（耐万古霉素肠球菌）、MRSA（耐甲氧西林葡萄球菌）、产ESBLs革兰阴性菌、耐亚胺培南鲍曼不动杆菌、耐亚胺培南铜绿假单胞菌等。病原学检查结果出来之后，应根据痰培养结果及药敏情况选择有效、有针对性的窄谱抗生素；从联合抗生素治疗转换成单一抗生素治疗，用药的剂量和时间与经验性治疗没什么不同。国外有研究推荐，可以采用吸入氨基糖苷类抗生素治疗铜绿假单胞菌感染所致的囊肿性纤维化儿童，其目的是避免全身及长期应用抗生素的不良反应。Abu-Salah等报道吸入抗生素治疗可有效预防VAP发生。但因氨基糖苷类抗生素对儿童、尤其是新生儿具有明显的耳毒性等不良反应，故国内未见相关研究报道。

（三）抗生素治疗的持续时间

到目前为止，对于发生VAP的患儿抗生素治疗持续时间还没有统一定论。8d疗程法和15d疗程法各有其优缺点。8d疗法可以减少二重感染的发生率，但另一方面，此类患者亦会出现感染再反复的情况。而盲目的长时间应用抗生素疗法则会导致不必要的抗生素使用时间。Morrow和Tamma等提出观点认为抗生素治疗不应超过7d。一种抗生素治疗的48～72h后评估无效者，有必要寻找第二种抗生素。当然，这条规则也有例外，就是有一些病原学的证据。例如，铜绿假单胞菌感染疗程要求为14d；卡氏肺囊虫感染疗程为21d；真菌感染疗程为14d。美国胸腔学会和传染病学会在新版本成年VAP处理指南中建议包括早期、适当应用广谱抗生素的经验性治疗；提高患者最近所使用的抗生素等级；联合用药治疗医院获得性肺炎；根据临床症状改善情况及药敏结果降级应用抗生素治疗；缩短抗生素治疗无并发症的VAP时间。这些准则都是根据成年VAP临床研究数据得出的，对临床研究数据不充足的儿童及新生儿VAP有一定参考价值。

综上所述，VAP是NICU常见的院内感染，是多种危险因素相互作用的结果。而VAP的预防必然包括所有已经被证实有效的预防措施，例如严格的手卫生、工作人员的防护服、更换被污染的呼吸管道、经口插管法、引入一个统一的医务人员培训方案等。NICU的卫生管理及员工培训是与VAP的发生率密切相关的。

新生儿VAP的早期诊断是目前医学存在的难题，及时准确的诊断对改善患者的预后至关重要，作为金标准的病理活检以及组织学培养，由丁其为有创操作，难以在重症患者中实施，且往往不能及时诊断，所以，目前临床医师常结合患者的临床表现影像学实验室检查以及病原学结果来及时综合诊断，以便指导临床用药。然而，即便如此，有时仍难以区分是全身炎性反应还是真正的感染，有可能导致抗生素过度使用，增加耐药菌产生的风险，所以，目前急需那些既快速又准确而且无创的方法来协助VAP的早期诊断。

参考文献

[1]郑珊.实用新生儿外科学[M].北京:人民卫生出版社,2013.

[2]武荣,封志纯,刘石.新生儿诊疗技术进展[M].北京:人民卫生出版社,2016.

[3]中华医学会儿科学分会.新生儿疾病诊疗规范[M].北京:人民卫生出版社,2016.

[4]何国.现代儿科基础与临床[M].西安:西安交通大学出版社,2014.

[5]陈大鹏.儿童呼吸治疗学[M].北京:学苑出版社,2014.

[6]曹苏.临床儿科理论与实践[M].长春:吉林科学技术出版社,2015.

[7]薛征.儿科疾病[M].北京:科学出版社,2011.

[8]孙锟.儿内科学[M].5版.北京:人民卫生出版社,2014.

[9]吴升华.儿科治疗指南[M].南京:江苏科学技术出版社,2012.

[10]毛定安,易著文.儿科诊疗精粹[M].北京:人民卫生出版社,2015.

[11]王乾,胡蔚,代文琼.新生儿危重症诊疗处置[M].北京:人民军医出版社,2014.

[12]高宝勤,史学.儿科疾病学[M].北京:高等教育出版社,2014.

[13]赵祥文,肖政辉.儿科急诊医学手册[M].北京:人民卫生出版社,2015.

[14]胡亚美.诸福棠实用儿科学(上)[M].8版.北京:人民卫生出版社,2015.

[15]胡亚美.诸福棠实用儿科学(下)[M].8版.北京:人民卫生出版社,2015.

[16]郑珊.实用新生儿外科学[M].北京:人民卫生出版社,2013.

[17]徐发林.新生儿重症医学[M].郑州:郑州大学出版社,2014.

[18]马翠玲.儿科诊疗临床指南[M].西安:西安交通大学出版社,2014.

[19]桂永浩,韩玲.胎儿及新生儿心脏病学[M].北京:北京科学技术出版社,2014.

[20]陈忠英.儿科疾病防治[M].2版.西安:第四军医大学出版社,2015.

[21]赵春,孙正芸.临床儿科重症疾病诊断与治疗[M].北京:北京大学医学出版社,2015.

[22]李占忠.临床儿科多发病诊断与治疗[M].西安:西安交通大学出版社,2014.

[23]封志纯,陈贤楠.儿科重症医学理论与诊疗技术[M].北京:北京大学医学出版社,2011.

[24]赵祥文,肖政辉.儿科急诊医学手册[M].北京:人民卫生出版社,2015.

[25]孙志群.新生儿临床常见疾病诊疗学[M].长春:吉林科学技术出版社,2016.

[26]冯爱民.新编新生儿疾病诊断与治疗[M].西安:西安交通大学出版社,2014.

[27]额尔敦高娃,王朝卿,杨顺海.新生儿疾病治疗技术[M].西安:第四军医大学出版社,2012.

[28]吴圣楣.新生儿营养学[M].北京:人民卫生出版社,2003.

[29]刘磊,夏慧敏.新生儿外科学[M].北京:人民军医出版社,2011.

[30]李蕊,曹亚甲蓝,万娟.新生儿常见疾病诊断与治疗[M].武汉:湖北科学技术出版社,2012.